北京市属高等学校高层次人才引进与培养计划
——长城学者资助出版

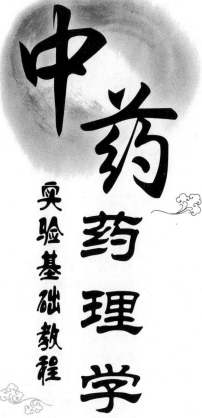

中药药理学

实验基础教程

赵晖　王蕾　主编

U0285374

化学工业出版社

·北京·

《中药药理学实验基础教程》分为中药药理学实验的基本知识和技能、中药药理学实验和中药药理学实验基本技能训练及考核三个章节。该书系统介绍了中药药理学实验的基本知识和实验设计的基本原则，并按照中药功效主治分类方法将实验分为清热药实验、泻下药实验、祛风湿药实验、温里药实验、理气药实验、止血药实验、活血化瘀药实验、止咳化痰平喘药实验、安神药实验、平肝息风药实验、补虚药实验、中药安全性试验，此种分类编排方式极大方便了广大教师和学生参阅和使用。附录部分介绍了 Medlab 生物信号采集处理系统、激光散斑视频成像监测系统、心电图采集及解析系统 SP 2006 以及智能无创血压计 BP-2010A 标准操作规程，体现了新技术在中药药理研究中的应用，是目前较为系统、全面、内容丰富且操作性很强的中药药理实验学教程。本书可用于全国高等医药院校中药、中医、中西医结合专业的专科、本科、研究生中药药理学实习教材或科研入门的参考书。

图书在版编目（CIP）数据

中药药理学实验基础教程/赵晖，王蕾主编，—北京：化学工业出版社，2018.7
ISBN 978-7-122-32275-3

Ⅰ.①中… Ⅱ.①赵…②王… Ⅲ.①中药学-药理学-实验-教材 Ⅳ.①R285-33

中国版本图书馆 CIP 数据核字（2018）第 110326 号

责任编辑：李　倩　段丽娜　　　　　　　　　　装帧设计：刘丽华
责任校对：吴　静

出版发行：化学工业出版社（北京市东城区青年湖南街 13 号　邮政编码 100011）
印　　装：三河市双峰印刷装订有限公司
710mm×1000mm　1/16　印张 8¼　字数 161 千字　2018 年 10 月北京第 1 版第 1 次印刷

购书咨询：010-64518888（传真：010-64519686）　售后服务：010-64518899
网　　址：http://www.cip.com.cn
凡购买本书，如有缺损质量问题，本社销售中心负责调换。

定　　价：48.00 元　　　　　　　　　　　　　　版权所有　违者必究

编写组成员

主　　编　赵　晖　王　蕾
副主编　奚胜艳　张硕峰　方晓艳　关　怀　陈振振
编　　写　（按姓氏笔画排序）
人　员　王　敏　王　蕾　方晓艳　朱迎君
　　　　　关　怀　孙　豪　孙雅琴　杨　乐
　　　　　杨鑫伟　何佳鑫　张　楠　张　翼
　　　　　张硕峰　陈振振　赵　晖　赵　婷
　　　　　贾占红　奚胜艳　詹　宇

前言

　　中药药理学是以中医药基本理论为指导，运用现代科学方法，研究中药和机体相互作用及作用规律的一门学科。中药药理学作为一门以实验为基础的现代医学和中药学的桥梁学科，实践技能的培养是中药药理学教学不可缺少的组成部分。通过中药药理学实践教学既可促进理论与实践相结合，加深学生对理论知识的理解，同时也有助于培养学生的动手能力、严谨的工作态度和科学的思维方法，为将来的临床和科研工作奠定基础。

　　本书的编排本着由浅入深、循序渐进的培养步骤，使学生在获得中药药理学科较为系统的基础知识的同时，培养学生的创造与实践能力。全书分为三个部分。第一部分主要介绍中药药理学实验的基本知识和技能，分别介绍了中药药理学实验的基本知识、中药药理学实验的基本技能、中药药理学实验设计的基本知识、中药药理学实验常用的统计方法。第二部分为中药药理学实验，本部分注重引入内容成熟、综合性强的实验项目，难易兼顾，既有整体实验，也有离体实验。通过这部分的学习和实验操作，培养学生分析问题和解决问题的能力。第三部分为中药药理学实验基本技能训练及考核，并附有中药新药毒理学研究的基本要求及中药药理学实验仪器操作，学生通过学习能够掌握实验的基本技能与基本技术。各院校在使用本书时，可根据不同的培养目标及实验教学条件，选择适当的教学内容。

　　本书在编写过程中，得到了北京中医药大学、厦门大学、河南中医药大学的大力支持和帮助。化学工业出版社为本书的顺利出版给予通力合作和帮助。在此，致以衷心谢忱。

　　实验教学需要在实践中不断地探索，书中难免有不尽完善之处，如有错漏，祈盼广大读者不吝指正，以求在教学中不断修正与提高。

编者

目录

第三章　中药药理学实验基本技能训练及考核 **086**

第一章
中药药理学实验的基本知识和技能

第一节　中药药理学实验的基本知识

一、中药药理学实验的目的和要求

中药药理学（pharmacology of traditional Chinese medicine）是以中医药理论为指导，运用现代科学方法，研究中药与机体相互作用及其作用规律的学科。中药药理学是从实验基础上发展起来的一门学科，实验研究推动着药理学的发展，中药药理学实验研究亦是中药新药开发的必需手段。中药药理学实验课是中药药理学教学中的重要组成部分。中药药理学实验的目的是通过实验，帮助学生验证和巩固所学的中药药理学基本概念和基础理论知识；使学生了解获得中药药理学知识的科学途径，掌握进行中药药理学实验的基本方法和技能，培养学生科研实践能力；更为重要的是锻炼学生分析问题和解决问题的能力，培养学生严谨认真、实事求是、勇于创新的科研作风，为今后从事科学研究工作打下初步基础。

为达到上述目的，中药药理学实验要求做到以下几点。实验前应认真阅读实验讲义，结合实验内容复习药理学、生理学、生物化学等相关学科基础知识，做好预习工作，了解实验的目的、原理、方法和操作步骤，预测实验中各步骤可能出现的情况，做到心中有数，避免在实验中出现忙乱和差错，进而导致实验失败。实验中应认真学习老师的讲解和示范操作，特别注意其中的关键步骤和技术要点。严格按实验讲义的步骤进行实验，认真仔细地观察并记录实验现象，联系理论知识分析可能原因，同时要做到爱护实验动物，正确使用实验仪器设备，节约实验药品和耗材。实验小组成员要合理分工，密切配合，以保证各尽其责、有条不紊地完成各项实验内容。实验后收集所用实验器材，洗净擦干，并将其放到指定位置；动物尸体和利器按老师的要求分类妥善处置，做好实验室清洁卫生；及时整理实验数据，进行统计分析，撰写实验报告，并按时交由指导老师评阅。

二、 实验动物的基本知识

实验动物是指供生物医学实验研究用的动物，是进行生命科学研究的基础和必备条件。利用动物机体与人体生理、组织结构甚至基因表达方面有一定共性的特点，人类可以从动物身上获得相关研究资料，如观察药物的疗效和毒性，研究药物的体内代谢和作用机制等，为医学、药学研究提供丰富而有价值的参考。因此，实验动物在医学基础研究、药物研究及疾病发生与防治手段研究等领域均具有十分重要的意义。

（一） 实验动物选择原则

恰当选择实验动物，是保证实验研究成功的重要环节，为了获得理想的实验结果，实验动物的选择一般应遵循如下原则：

1. 相似性原则　选用与人体结构、功能、代谢和疾病特征相似的动物。一般来说，实验动物越高等，进化程度愈高，其反应就越接近人类。猴等非人灵长类动物是理想动物。有些动物的进化程度不一定很高，但某些组织器官的结构或疾病特点与人类很相似，也可选用作为某种实验的实验动物。一些带有自发性疾病的动物，可以局部或全部反映人类类似疾病过程表现，经过遗传育种的方法，可将这类动物培育成为疾病模型动物，以供研究。如突变系 SHR 大鼠，其自发性高血压的变化与人类相似，并伴有高血压性心血管病、硬化等症状，是研究高血压病的最佳动物。

2. 特殊性原则　实验时应尽量选择解剖特点、生理特点符合实验目的要求的实验动物。如大鼠没有胆囊，不能做胆囊功能的研究，却适合胆管插管，收集胆汁，进行消化功能方面的研究。

3. 敏感性原则　不同种系实验动物对同一因素的反应往往不同，充分利用不同种系实验动物对同一因素的不同反应和某些特殊反应，选择对实验因素、药理作用最敏感的动物品系用于实验。如家兔对体温变化十分灵敏，适合热原实验研究，而大、小鼠体温调节不稳定，就不宜选用。鸽子、犬、猫呕吐反应敏感，适合呕吐实验，而家兔、豚鼠等草食动物就不宜选用。

4. 可控性原则　选用经遗传学、微生物学、环境及营养控制的标准化实验动物，保证生物医学研究结果的准确性和重复性。例如，C3H 品系小鼠的乳腺癌的发病率为 97%，而 Wistar 品种大鼠肿瘤的自发率很低。

5. 经济性原则　是指在实验中尽量选择容易获得、饲养经济的实验动物。

6. 适应性原则　选用与实验要求相适应的动物规格。一般动物实验应选用健康、成年动物，一些慢性实验由于周期较长或要观察动物的生长发育，应选择幼龄动物。有些特殊实验如老年病学的研究，则考虑用老龄动物。如果实验动物性别无特殊要求，则宜雌雄各半。

（二）常用实验动物物种和品系

实验动物根据遗传特点的不同，分为近交系、封闭群和杂交群。

近交系：经至少连续 20 代以上全同胞兄妹（或亲代与子代）交配培育而成，近交系数大于 98.6%，品系内所有个体都能追溯到起源于第 20 代或以后代数的一对共同祖先，该品系成为近交系。

封闭群：以非近亲交配方式进行繁育生产的实验动物种群，在不从其外部引入新个体的条件下，至少连续繁育 4 代以上。

杂交群：由不同品系或种群之间杂交产生的后代。

在生命科学研究中，最常用的实验动物品种为：大鼠、小鼠、豚鼠、兔、犬、猫、猪、青蛙、猕猴、仓鼠等。

（三）常用实验动物的特点

1. 小鼠　小鼠为啮齿类动物，具有繁殖周期短、繁殖量大、适应能力强、性情温顺等特性，广泛应用于药效学实验、药物筛选实验、毒理实验、遗传与免疫性疾病研究以及中枢神经系统和延缓衰老研究。小鼠嗅觉灵敏，视觉差，对环境反应敏感，适应性差，强光或噪声可导致母鼠食仔，实验操作粗暴会引起应激和异常反应，给实验结果带来不良影响。

2. 大鼠　具有繁殖快、抗病能力强等特征，味觉差，嗅觉灵敏。大鼠常用于胃酸分泌、水肿、炎症、黄疸等研究。大鼠的垂体-肾上腺系统功能发达，对应激反应灵敏，且各种内分泌腺体易于摘除，适合进行应激反应和内分泌实验研究。大鼠肝再生能力很强，切除 60%～70% 肝叶仍有再生能力。大鼠踝关节对炎症介质十分敏感，适合药物抗炎作用的研究。大鼠无胆囊，无呕吐反应，不能用于胆囊功能观察和催吐实验。

3. 家兔　家兔胆小怕惊，喜独居，具有啮齿类动物相似的特性。家兔对体温变化十分敏感，宜选作解热和检查热原的实验研究。高胆固醇喂饲兔，可引起典型的高胆固醇血症、冠状动脉硬化症、主动脉粥样硬化症等，常作为心血管疾病的动物模型。家兔常用于观察药物对心脏的作用和药代动力学研究；脑内埋电极可研究药物的中枢作用。家兔颈部的交感神经、迷走神经和主动脉减压神经分别存在，可用于观察减压神经对心脏的作用。雌兔必须与雄兔交配后才能排卵而怀孕，故家兔还可用于生殖和避孕药的研究。

4. 蟾蜍和青蛙　蟾蜍和青蛙心脏在离体情况下仍可有节奏地搏动，常用于观察药物对心脏作用的实验。同时蟾蜍和青蛙的腓肠肌和坐骨神经可以用来观察药物对周围神经、横纹肌或神经肌肉接头的作用；其腹直肌还可以用于检测胆碱能药物的作用。

5. 豚鼠　豚鼠又名天竺鼠、荷兰猪、海猪，性情温顺，喜群居，嗅觉、听觉发达，对某些病毒反应敏锐，可用于各类药理学、传染病学、营养学实验的研究。豚鼠对组胺敏感，易于致敏，适合进行过敏性实验研究。因其体内缺乏左旋葡萄糖内酯氧化酶，自身不能合成维生素 C，故适合作维生素 C 缺乏症的研究。豚鼠对结核分枝杆菌敏感，可用于抗结核病药物研究，对毒性刺激反应灵敏，常用于局部皮肤毒物作用的测试。

6. 犬　犬消化系统、循环系统、神经系统均发达，与人类极为相似，被广泛用于药理、毒理、生理、遗传等研究。在基础医学领域是复制休克、DIC、动脉粥样硬化等首选的动物模型之一，也常用于降压药、抗休克药的实验研究。犬可用于慢性实验研究，如实施胃瘘、肠瘘后观察药物对胃肠蠕动和分泌功能影响的研究，还可用于长期毒性试验。犬呕吐反应敏感，宜用于催吐实验；甲状旁腺位置固定，适宜作甲状旁腺摘除术。犬是红绿色盲，不能以红绿为刺激条件进行条件反射；汗腺不发达，不宜选做发汗实验。

7. 猫　猫的血压稳定，适宜用于观察药物对血压、冠状窦血流量、交感神经和节后神经节的影响。猫呕吐反应敏感，宜用于做催吐实验。猫神经系统极敏感，适用于脑神经生理学研究，神经递质等活性物质的释放和行为变化的相关性研究，体温调节和条件反射以及周围神经和中枢神经的联系研究。猫的呼吸道黏膜及喉返神经对刺激反应敏感，因此也常用于黏膜刺激实验及镇咳药的实验研究。

（四）实验动物的级别

根据实验动物体内外存在的微生物和寄生虫的情况的不同，我国的实验动物群体可分为以下四个等级。

1. 普通级动物（conventional animal，CV）是指不携带所规定的人兽共患病病原和动物烈性传染病病原的实验动物。普通级动物饲养在开放系统中。

2. 清洁动物（clean animal，CL）仅对于我国国情而定，微生物控制高于普通动物，饲养于亚屏障系统环境中。该类动物除普通动物应排除的病原外，不携带对动物危害大和对科学研究干扰大的病原，在微生物和寄生虫控制级别上略低于SPF级。

3. 无特定病原体动物（specific pathogen free animal，SPF）除清洁级动物应排除的病原外，不携带主要潜在感染或条件致病和对科学实验干扰大的病原。SPF动物饲养在屏障系统中。是目前国际公认的标准级别的实验动物，适合于做所有的科学实验。

4. 无菌动物（germ free animal，GF）和悉生动物（gnotobiotc animals，GN）无菌动物是指用现有的检测方法未发现在体表体内携带其他种生命体（包括一切微生物和寄生虫）的实验动物。妊娠末期，通过剖腹产、子宫切除术，将无菌取出的仔鼠放在隔离系统中无菌条件下进行饲养的动物。悉生动物是具有已知微生物的动物，饲养于屏障环境中。

三、中药药理学实验报告基本要求

做完每项实验后要如实地报告实验结果，通过认真总结，可使学生把在实验过程中获得的感性认识提高到理性认识，又能在实践中巩固所学的理论知识。通过实验应明确已经取得的成果、尚未解决的问题以及工作中的优缺点，培养科学的工作作风。

首先，实验结束后，应对原始记录进行分析和整理。对测量资料（如血压、心率、生化测定数值和作用时间等）和记数资料（如阳性、阴性反应数，死亡或存活数等）均应以正确的单位及数值做定量的表示，必要时做统计处理。实验中记录仪记录的曲线图和心电图等图像资料，应剪贴后附在实验报告上。应及时在曲线上标注说明，并做出给药的标记及给药的名称和剂量。尽可能将有关数据制成表格或绘成统计图，使结果一目了然，以便阅读分析和比较。制作表格时，一般将观察项目列在表内左侧，由上而下逐项填写，而将实验中出现的变化，按照时间顺序，由左而右逐格填写。绘图时，应在坐标的纵坐标和横坐标上列出数值刻度，标明单位，一般以纵坐标表示反应强度，横坐标表示作用时间或药物剂量，并在图的下方注明实验条件。如果实验的作用不是连续性变化，也可用柱形图表示。

实验报告要求简明扼要，书写工整，措辞注意科学性和逻辑性。实验报告一般要求包括下列内容：

（1）基本信息：实验日期、实验室温、湿度、实验者、报告人。

（2）实验题目：突出实验的主要内容。

（3）实验目的：言简意赅地说明实验的目的要求。

（4）实验仪器和材料：测试仪器、实验动物、药物。

（5）实验方法：主要步骤，给药剂量，给药途径。

（6）实验结果：这是实验报告中最重要的部分，实验中应准备原始记录本，将每项观察数据如实、正确地记录下来，实验后立即加以整理，如统计处理，填写表格，粘贴曲线，绘图等。

（7）讨论：针对实验中观察到的现象和结果，联系课堂讲授的理论知识进行分析和讨论。判断结果是否为预期的，对非预期的结果分析其可能的原因。

（8）结论：实验结论是从实验结果归纳而得的概括性判断，也就是对本实验所能说明的问题、验证的概念或理论的简要总结。在实验结论中不必再重述具体实验结果。未获实验证实的理论分析不能写入实验结论中。

第二节　中药药理学实验的基本技能

一、实验动物标记

在中药药理学动物实验中，为了观察每只实验动物的变化情况，必须在实验前对实验动物进行随机分组、编号标记，以进行个体识别。良好的编号标记方法要保证标记符号清晰持久、简便易认。应使用对动物无毒性，操作简单且长时间能够识别的方法。

1. 染色法：是实验室最常用、最容易掌握的方法。可用化学药剂或油性记号笔在动物身体明显部位如被毛、尾部等处进行涂染标记，标记时用棉签蘸取染色剂，在动物体的不同部位涂上斑点，以示不同号码。编号方法无统一规定，一般常用编号的原则是：先左后右，从前到后。例：一般把涂在左前肢上的记为1号，左腰部为2号，左后肢为3号，头顶部为4号，背部为5号，尾部为6号，右前肢为7号，右腰部为8号，右后肢为9号，空白为10号。常用的染色剂有：

(1) 3%～5%苦味酸溶液：涂染黄色。

(2) 2%硝酸银溶液：涂染咖啡色，涂染后需光照10min。

(3) 0.5%中性红或品红溶液：涂染红色。

(4) 煤焦油酒精溶液：涂染黑色。

(5) 甲紫溶液：涂染紫色。

2. 耳孔法：用专门的打孔器直接在动物耳朵的不同部位上打孔或打缺口来表示一定号码的方法。打孔法应注意防止孔口愈合，多使用消毒滑石粉涂抹在打孔局部。

3. 挂牌法：用金属制作的标牌固定在动物的颈部、耳部或腿部；或将分组编号写在卡片上，挂在动物饲养笼外。

4. 烙印法：直接将号码烙印在动物无体毛或明显部位，如耳、面鼻部和四肢部位等。烙印前对烙印部位应预先用酒精消毒防感染，烙印后在烙印部位用棉球蘸上溶于酒精的黑墨或煤烟涂抹。

5. 体内埋号法：在动物体内埋入带有编号的电子芯片，让每只动物均有唯一的身份证，一般用于长期慢性实验。

大鼠、小鼠一般用染色法、耳孔法进行标号，家兔及豚鼠多用烙印法和染色法，挂牌法和体内埋号法适用于各种实验动物的标记编号。

二、 常用动物的捉持和给药

1. 小鼠的捉持和给药方法

(1) 抓持法　将小鼠放于粗糙面上（如鼠笼盖），用右手轻轻地后拉小鼠尾巴的中部或根部。当其向前爬行时，以左手的拇指和食指捏住小鼠两耳及头颈部皮肤，捏住的皮肤要适量，太多太紧小鼠会窒息。然后左手翻转，掌心向上，将鼠体置于左手大鱼际上，再用无名指、小指夹住其尾部，使小鼠腹部向上，身体呈一条直线。

(2) 灌胃　左手捉持小鼠使头部朝上，右手持配有灌胃针头的注射器，自口角插入口腔，针头紧沿着上腭进入食管，如遇阻力，应将针头抽出再插，以免刺破食管或误入气管。灌胃液最多不超过1mL。

(3) 皮下注射　注射部位常选背部皮下。以左手拇指和食指捏起两耳略靠后的背部皮肤，右手持注射器针头刺入皮下，若针头易于摆动、轻抽无回血则表明针尖已位于皮下，注入药液，旋转注射器出针，以防药液从针眼处漏出。

（4）肌内注射　以左手捉持小鼠并用小指夹住欲注射的后肢，右手持注射器（4～5号针头）将针头刺入后肢外侧部肌肉，尽量避开血管及坐骨神经。注射量每侧不超过0.2mL。

（5）腹腔注射　以左手捉持小鼠，使腹部朝上，头部略低，右手持注射器（5～5.5号针头）取45°角刺入腹腔，回抽无血、尿液或肠液即可注射。穿刺部位不宜太高，刺入不宜太深，以免伤及内脏。注射量不宜超过1mL。

（6）尾静脉注射　将小鼠置固定筒内，露出尾巴，涂擦75%乙醇，或将鼠尾浸入45～50℃温水中使血管扩张。用右手拉住尾尖，选择扩张最明显的血管，右手持注射器（4～4.5号）取15°角将针头刺入静脉推入药液。穿刺从尾部开始，以便失败后可在穿刺点上部重复进行。注射量为0.2～1mL。

2. 大鼠的捉持和给药方法

将大白鼠放于粗糙面上，用右手拉其尾，左手五指抓住其颈背部皮肤即可。由于大鼠较凶猛，捉拿时要戴防护手套。大鼠的各种给药方法基本与小鼠相同。此外，大鼠尚可进行舌下静脉给药。

3. 豚鼠的捉持和给药方法

（1）捉持法　一手拇指和中指从豚鼠背部伸到腋下，另一只手托住其臀部即可。体重轻者可一只手捉拿。

（2）皮下、腹腔、肌内注射　方法基本同小鼠，给药量分别为0.5～1.0mL/只、0.3～0.5mL/只、2～4mL/只。

（3）静脉注射　后脚掌外侧静脉注射时，可由一人捉持并固定豚鼠一条后腿，另一人先将注射部位去毛，用酒精棉球涂擦使血管扩张，然后用小儿头皮针针头刺入血管推注药物。

4. 家兔的捉持和给药方法

（1）捉持法　右手抓住兔颈背部皮肤将其轻轻提起，再用左手托住其臀部，使兔呈坐位姿势，或将其置于固定箱内。

（2）灌胃　将兔置于固定箱内，使用开口器打开兔口，取8号导尿管从开口器中部小孔插入，沿上腭后壁轻轻送入食管，送入约15～20cm以达胃部。若误入气管动物会出现剧烈挣扎和呼吸困难，也可将导尿管的外端浸入水内，观察有无气泡出现，如无气泡可推入药液，随后再注入少许空气，以便将导尿管中的药液全部推至胃中，而后慢慢抽出导尿管。灌胃量10mL/kg体重。

（3）皮下、腹腔、肌内注射　给药方法基本同小鼠，只是针头可稍大，给药量增加（皮下0.5mL/kg体重、肌内1.0mL/kg体重，腹腔5mL/kg体重）。

（4）静脉注射　将兔固定于兔箱内，选用耳缘静脉，用酒精棉球涂擦皮肤或用手指轻弹该处，使静脉扩张显露易于辨认，用左手拇指和中指捏住耳尖部，食指垫在兔耳注射处的下面，右手持注射器（6号针头）取15°角刺入，前后稍滑动辨认针头是否在血管内，如在血管内即以手指将针头和兔耳固定，将药液推入，尽量从远心端开始。注射药液量可达2.0mL/kg体重。

5. 青蛙、蟾蜍的捉持及给药方法

（1）捉持法　以左手持握，用食指和中指夹住一侧前肢，大拇指压住另一侧前肢，以右手协助将两后肢拉直，左手无名指和小指将其压住固定。

（2）淋巴囊注射　蛙的皮下有数个淋巴囊，一般多选腹部淋巴囊注射给药，将针头从蛙大腿上端刺入，经大腿肌层入腹壁肌层，再浅出进入腹壁皮下，即进入腹淋巴囊，然后注入药液。

6. 猫的捉持及给药方法

（1）捉持法　方法同家兔，应注意利爪和牙齿伤人。也可采用套网或固定袋固定。

（2）灌胃、腹腔注射　基本同兔。

（3）皮下注射　多选大腿外侧或臀部，提起皮肤，将注射针头刺入皮肤与肌肉间，注入药液。

（4）肌内注射　常选臀部和股部肌内注射。

（5）静脉注射　常选前肢皮下静脉。固定猫前肢，用橡皮筋扎紧肘关节上部，使前肢静脉充血，去毛，75％酒精消毒，针头向近心端刺入静脉后，松开橡皮筋，注入药液。

此外，还可从后肢股静脉、颈静脉、舌下静脉注射给药。

7. 犬的捉持及给药方法

（1）捉持法　可用特制嘴套将犬嘴套住，并将嘴套上的绳带拉至耳后颈部打结固定。也可用绳带绑嘴，方法为在犬嘴的上下部打结并绕到颈后再次打结固定。

（2）灌胃　将犬头部固定，取导尿管用水润湿后从口腔慢慢插入食管约20cm，用纱带绑住嘴。其余方法同家兔。

（3）皮下注射、肌内注射、静脉注射　方法同猫。

（4）腹腔注射　一人固定犬，将其头、颈部压在地上，另一人提起后肢将药液注入腹腔。

三、　血液的采集

（1）心脏采血　兔、犬、大（小）鼠、豚鼠可选择心脏取血。动物仰卧固定，用剪刀剪去左侧胸部的被毛，用碘酒、酒精消毒皮肤，左手触摸心脏搏动处，兔、犬一般选择在胸骨左缘第3～4肋间心脏跳动最明显处穿刺，豚鼠一般选择在胸骨左缘第4～6肋间心脏跳动最明显处作穿刺点，左手拇指和食指在胸腔右侧加压以固定心脏位置，右手持注射器从心搏最强处垂直缓慢向下刺入。见到注射器内回血后，立即停止刺入，左手扶住针头避免晃动和刺入过深，右手缓慢抽拉针栓抽吸血液。大（小）鼠心脏穿刺采血时，麻醉，操作者右手持注射器，针头从剑突软骨与腹腔间凹陷处刺入，针尖穿过横膈膜继续刺入2.5～3.0cm，一旦感到针管有轻微搏动，表明针尖已进入心脏内，当针头准确刺到心脏时，血液随心跳而进入注射器。采到所需要的血量后，立即拔出注射器，去掉针头后将血推进准备好的试管/

离心管内，干棉球按压针眼后将动物放回笼中。

心脏穿刺采血定位准确，一般不需要开胸，抽血快，血液不易凝集，采血量多是其最大特点。但应用本方法采血后，心脏损伤较大，难以迅速愈合，不利于短期连续采血。心脏采血时注意迅速并直接刺到心脏，缩短针留在心脏内的时间，防止血液在注射器内凝固。如果第一次没有刺准，应拔出针头重新操作，切忌针头在胸腔内左右摆动，以防损伤心脏和肺而死。采血时，要缓慢而稳定地抽吸，否则太多的真空反而使心脏塌陷。家兔、犬心脏采血时，采血者选择心搏最强处穿刺，可随针接触心跳的感觉，随时调整刺入方向和浓度，摆动的角度尽量小，避免损伤心肌过重，或造成胸腔大出血。豚鼠身体较小，心脏穿刺采血一般可不必将动物固定在解剖台上，可由助手握住前后肢进行心脏采血。鼠类心脏较小，心脏搏动快，采血时位置较难固定，操作难度大，需要麻醉，且容易因操作问题导致动物死亡，若做开胸一次死亡采血，先将动物做深麻醉，打开胸腔，暴露心脏，用针头刺入右心室，吸取血液。小鼠约 $0.5 \sim 0.6\text{mL}$；大鼠约 $4 \sim 8\text{mL}$。

（2）腹主动脉采血 动物麻醉，仰卧位固定，由下腹部向上作"V"形切口至两侧肋骨下缘，充分打开腹腔。用无齿镊子剥离结缔组织，做腹主动脉分离手术，血管分离后，选择腹主动脉分叉处向心端 $1 \sim 3\text{mm}$ 处为穿刺点，左手持棉签轻轻压住腹主动脉分支上方，阻断血流。右手持注射器，将针头沿动脉向心方向刺入血管，左手缓慢抬起棉签，抽动针栓即可取血。采到所需要的血量后，立即拔出注射器，去掉针头后将血推进事先准备好的试管/离心管内，用动脉夹夹住止血 $2 \sim 3\text{min}$。

腹主动脉采血法取血量大、不易溶血，适用于多项目检测，不损伤器官，不会出现因操作不当造成的气栓与淤血等。但操作比较复杂，技术性较强。取血动物需要完全麻醉，掌握适宜的麻醉深度，防止心跳骤停。

（3）断尾采血 大（小）鼠所需血量很少时可选择断尾采血的方法。将清醒动物装入鼠筒内固定，露出鼠尾。用 75% 酒精消毒尾巴，用温水（$45 \sim 50℃$）加温鼠尾，使鼠的尾静脉充分充血后擦干，用锐器（刀或剪刀）剪去尾尖（大鼠 $5 \sim 10\text{mm}$，小鼠 $3 \sim 5\text{mm}$），从尾根部向尖端按摩，血自尾尖流出，用试管接住。取完血后，采用压迫止血法进行止血。当所需血量很少时采用断尾采血。操作方便，每鼠一般可采血 10 余次以上。但每次采血量少，小鼠每次可取血 0.1mL，大鼠 $0.3 \sim 0.5\text{mL}$。采血时需使动物尾部血管充盈，一次割去鼠的尾尖不宜过长。采血结束，尾尖采血伤口暴露在外，易感染，应注意防止感染。

（4）眼球后动静脉丛采血 大（小）鼠采集等量的血液，又需避免动物死亡时可选择眼球后动静脉丛采血方法。采血时，将大鼠、小鼠放在鼠笼面边缘，左手拇指及食指从背部轻轻压迫动物的颈部两侧，食指轻轻向下压迫头部，使头部静脉血液回流困难，眼球充分外突。右手持定量采血毛细玻璃管（毛细管内径 $0.5 \sim 1.0\text{mm}$），使采血器与鼠成 45 度的夹角，将其尖端插入眼睑和眼球内眦之间，沿内眦眼眶后壁向喉头方向旋转刺入，刺入深度小鼠约 $2 \sim 3\text{mm}$，大鼠约 $4 \sim 5\text{mm}$。当感到有阻力时即停止推进，同时，稍后退 0.1～0.5mm，保持水平位，稍加吸引，血液自动进入取血管，在得到所需的血量后，放松手压力，同时抽出取血管。将取血管内的血滴入事先准备好的容器中，取血完毕，立刻用脱脂棉压迫止血。左右眼可交替采血，采血伤口较小，愈合较快，因此本法可在短期内重复采血。若手法恰当，体重 20～25g 的小鼠每次可采血 0.2～0.3mL；体重 200～300g 大鼠每次可采血 0.5～1.0mL。但眼球后动静脉丛采血不能避免组织液的混入，对于血样要求较高的研究应谨慎使用。为防止术后穿刺出血，采血后立即用消毒纱布压迫眼球 30 秒（s）。

（5）颌下动静脉丛采血　大（小）鼠可选择颌下动静脉丛采血。固定大（小）鼠，需手持动物肩胛骨之间的皮肤，确保其头部和前肢不能摆动，而不要抓住两只耳朵（会造成皮肤或者面部血管扭曲），大（小）鼠下颌动静脉丛位于下颌骨后方咬肌边缘，酒精棉球擦拭采血部位消毒，将灭菌注射针头迅速刺入，血液即流出。采血结束，立即用灭菌干棉球压迫止血。颌下动静脉丛采血可多次重复采集血液样本，每次采血量可控于 0.2～0.5mL，不会给大（小）鼠造成大的伤害，采血后动物恢复快。采血时进针的力度和深度需要经过多次的实验和训练才能很好地把握，尽量避免刺伤下颌骨，采血过程要遵循无菌操作原则，一定要用酒精棉球擦拭采血部位，一方面是进行消毒，另一方面，由于血液由下颌部被毛处流出，有可能粘连上毛发污染血液。

四、　血液的分离及保存

1. 血液的分离

（1）血清分离　血清是血液离体后凝固析出的液体部分，除纤维蛋白原和相关凝血因子在血液凝固过程中被消耗和变性外，其他成分与血浆基本相同，适用于多数的血液化学和免疫学检验。标本离心前一般令其自行凝集，通常于室温（22～25℃）放置 30～60min，血标本可自发完全凝集；加促凝剂时凝集加快，此时标本采集后应轻轻颠倒混合 5～10 次，以确保促凝剂作用。离心 15～20min，离心力 1000～1200g，可见上层无色和浅黄色透明上清液即为血清，吸取上清液，置洁净试管中备用，或放于－20℃冰箱保存。

（2）血浆分离　血浆为全血抗凝后经离心除去血细胞后的成分，通常将一定量抗凝剂加入采血管制成抗凝管，或在采出的血液中加入抗凝剂，使血液与抗凝剂迅速充分混合及时阻断血液凝固，但应避免剧烈振荡导致溶血。抗凝血离心 10min，离心力 1000～1200g，可见上层金黄色半透明的上清液即为血浆，下层暗红色的沉淀为红细胞，红细胞层上有一薄层灰色物质即白细胞和血小板，如三层分界不清楚，即有溶血现象。吸取上清液，置洁净试管中备用，或放于－20℃冰箱保存。

（3）白细胞分离　全血抗凝后，加入 6％右旋糖酐（分子量 200～400kD）或 1％甲基纤维素生理盐水溶液混匀，然后将试管直立（室温或 37℃）静止 30～60min，待形成清晰红细胞界面时，用吸管将红细胞界面上的富含白细胞和血小板的血浆层移入另一试管中，离心，离心力 300～600g，丢弃上层血浆，加入 Hanks

液（无钙镁）或 PBS，300g 离心 5min，洗涤 3 次即可。

（4）红细胞分离 抗凝全血离心，离心力 800～1000g，弃去上层血浆和白细胞层，用生理盐水稀释红细胞 8 倍（不少于 8：1）轻轻混合洗涤、离心、吸弃上清液，共洗涤三次，以除去血浆蛋白和白细胞，最后一次尽量吸弃生理盐水，余下为压积红细胞，将压积红细胞配成所需浓度。

（5）去纤维血的制作 取全血，立即注入装有玻璃珠的灭菌瓶内，充分振摇脱出纤维，置冰箱内保存。

2. 抗凝剂的选择及要求

（1）草酸盐 常用的草酸盐抗凝剂种类有草酸钠、草酸钾、草酸铵。其溶解度大，抗凝作用强，与血混合后迅速与血液中钙离子结合，形成不溶解的草酸钙，使血液不凝固。主要用于凝血象检验，但草酸盐对凝血因子 V 的保护能力较差，影响凝血酶原时间测定。另外，草酸盐与钙结合形成的沉淀物会影响自动血凝分析仪的使用。高浓度草酸盐抗凝剂可发生溶血并改变血液 pH，干扰血钾、钠和氯的测定，还能抑制一些酶的活性。不可用于测定钾、钙的抗凝剂和红细胞比容。

（2）枸橼酸盐 枸橼酸盐能与血液中的钙离子结合形成螯合物，从而阻止血液凝固。常用的枸橼酸盐有枸橼酸三钠。适用于多项血液学检验和红细胞沉降率测定。不适用于凝血象检验和血小板功能试验。

（3）乙二胺四乙酸二钠（EDTA-$Na_2 \cdot H_2O$）或乙二胺四乙酸二钾（EDTA-$K_2 \cdot 2H_2O$）EDTA，能与血液中钙离子结合成螯合物，使凝血过程中无钙离子参与，因而血液不能发生凝固。特别适用于全血细胞分析，尤其适用于血小板计数。由于其影响血小板聚集及凝血因子检测，故不适合做凝血试验和血小板功能检查。

（4）肝素 肝素具有抗凝活性强、不影响血细胞体积、不易溶血等优点。可以保持红细胞的自然形态，是红细胞渗透脆性理想的抗凝剂。肝素抗凝剂不适合用于凝血功能的检验、白细胞计数和分类计数。

3. 血液标本的保存

当血液标本不能立即测定时，根据不同的检验内容，决定血液标本的存放时间和存放温度，不适当的保存环境可直接影响检验结果。

（1）冷藏保存：血浆在 4℃保存 24h 后，某些凝血因子活性减少 95％。供血细胞分析仪进行细胞计数的 EDTA 抗凝全血应保存于室温，但不宜超过 6h。如果在 4℃保存可使血小板计数结果降低。

（2）冷冻保存：要长时间保存血液中有活性的成分如凝血因子、酶类等，可采取分离血清或血浆后快速深低温冷冻的方式，但脂蛋白电泳、载脂蛋白 A1 及载脂蛋白 B100 测定所用的血清或血浆不能深低温冷冻。冷冻的标本应避免反复冻融。

五、 常用实验动物的麻醉处死方法

当实验中途停止或结束时，实验者应站在实验动物的立场上以人道的原则去处置动物，原则上不给实验动物任何恐怖和痛苦，也就是要施行安乐死。安乐死是指实验动物在没有痛苦感觉的情况下死去。实验动物常用处死方法包括：

1. 颈椎脱位法　常用于小鼠和大鼠处死。左手拇指与食指用力向下按住鼠头，以右手抓住鼠尾用力向后上方牵拉，使颈椎脱臼，脊髓与脑髓拉断，立即死亡。

2. 空气栓塞法　主要用于大动物的处死，用注射器将空气急速注入静脉，可使动物致死。当空气注入静脉后，可在右心随着心脏的跳动使空气与血液相混致血液呈泡沫状，随血液循环到全身。如进入肺动脉，可阻塞其分支，进入心脏冠状动脉，造成冠状动脉阻塞，发生严重的血液循环障碍，动物很快致死。一般兔与猫可注入 10～20mL 空气。狗可注入 70～150mL 空气。

3. 放血法　此法应用于大鼠和小鼠等小动物时，常剪断动物的股动脉，放血致死。如果是犬、猫或兔等稍大型动物应先使动物麻醉、暴露股三角区或腹腔，再切断股动脉或腹主动脉，迅速放血。动物在 3～5min 内即可死亡。

4. 断头法　此法适用于鼠类等小动物，可用直剪刀，也可用断头器。断头法处死动物时间短，并且脏器含血量少，若需采集新鲜脏器标本可采用此法。

5. 断髓法　此法适用于蟾蜍、蛙类等小动物。蟾蜍、蛙类可直接捣毁脊髓，将金属探针插入枕骨大孔，破坏脑脊髓使动物死亡，操作过程中要防止毒腺分泌物射入实验者眼内。

6. 药物致死法

（1）药物吸入　药物吸入致动物死亡适用于啮齿类，如小鼠、大鼠、豚鼠等小动物，操作简单，是实验中安乐死的常用方法。因 CO_2 无毒，制备方便，效果确切，是最常用的致死药物。可以采用特制的安乐死箱，能使 CO_2 气体充满整个箱室，确保麻醉致死效果和人员安全。

（2）药物注射　通过将药物注射到动物体内，使动物致死。这种方法适用于较大的动物，如兔、猫、犬等。氯化钾适用于家兔和犬，可采用静脉注射的方式。高浓度的钾可使心肌失去收缩能力，心脏急性扩张，致心脏迟缓性停跳而死亡。巴比妥类麻醉剂适用于兔、豚鼠，用药量为深麻醉剂量的 25 倍左右。一般用量为 90mg/kg，约 15min 内死亡。

第三节　中药药理学实验设计的基本知识

一、中药药理学实验设计的基本原则

中药药理学实验设计必须要遵守一般科学研究的三大基本原则，即"重复、随机、对照"。

（一）重复

实验的各项条件，如实验动物的选择、实验模型的制备、药物的选择、观察的指标及实验人员的操作技能水平等，应控制一致，保证多次实验能获得近似的结果。重复具有两方面的含义，即重现性和重复数。

1. 重现性 是指在不同时间、不同地点，同样的实验条件下，可以得到相同的实验结果。只有能够重现的实验结果，才是科学可靠的结果；而不能重现的结果则可能是没有科学价值的偶然现象。

2. 重复数 指实验要有足够的次数和例数，实验重复的次数越多，一方面可以消除个体差异和实验误差，提高实验结果的可靠性；另一方面，可以对实验结果进行重现性验证。但是，重复数过多则增加工作难度，提高研究成本，所以，实验设计要对样本大小进行估计，争取以最少的实验例数，获得最可靠的实验结果。

（二）随机

随机就是在进行实验材料的分配或分组中，完全排除人为的主观因素和其他可能的误差的影响，在药理实验中，凡是存在客观差异的物质分配，如动物的分组，人员的分配，仪器的使用等等，都要遵守随机原则。随机原则应用最为普遍的是动物的分组。药理实验中，动物随机分组的方法主要是随机数字表法或应用计算机自动生成随机数字。

（三）对照

在药理实验研究中，为准确观察药物产生的作用，必须设置对照，排除各种无关因素的干扰。除实验药物及处理的差别外，其他条件（包括实验对象的年龄、性别、体重等）应坚持均衡原则，这样才能通过实验组与对照组的比较中得出药物作用的准确结果。对照一般分为以下几个类型：

1. 阴性对照组 包括空白对照组和假处理对照组等。空白对照组（正常对照）指在不给予任何处理情况下观察动物自发变化。动物一般不给药，不施行手术。

假处理对照组为溶剂、赋形剂或假手术组，操作条件与实验组相同，用于观察不给药或者不作处理时实验对象的反应及变化。其目的，一是作为试验药物是否有效，病理模型是否制作成功的对照；二是排除假阳性结果。如溶剂具有生物活性（如 $1\% \sim 2\%$ 吐温-80 静脉推注会引起血压下降），应再设一生理盐水组。有些病理模型需要借助手术完成。如制备冠脉结扎心肌缺血动物模型，这时需要制备假手术对照动物，除了最后在心肌上穿线但不结扎冠脉外，所有手术过程与制备模型动物一样。假手术动物与手术结扎冠脉动物之间所产生的病理变化差别为冠脉结扎引起的，而同手术其他过程无密切关系。假手术对照一般可以替代正常对照。

2. 模型对照组（实验对照） 根据实验目的，制作相应的动物病理模型，并给予溶剂或赋形剂进行有病理变化的实验对象的观察和分析，作为实验药物是否有效的对比。如：欲观察清热药、解表药的解热作用，必须制备大鼠或家兔的发热模型，欲观察活血药的作用必须制备各种血瘀证的模型。

3. 阳性对照组 在同样实验条件下，设立已知标准品的实验组，即阳性对照组，其意义在于：

（1）检验实验体系是否可靠。一般用模型动物，给予已知有可靠作用的药物。如果使用阳性对照药后，无法检测到此药的作用，说明整个实验系统可能有问题，需要改进。受试药物即使显示效应，但在同次实验中阳性对照药无法检测到此作用，结果也应视为无效。

（2）粗略估计受试药与对照药相比，作用强度与特点有哪些差异。但这种比较是非常粗略的。要了解受试药与对照药作用强度和特点究竟有何区别，必须另外进行正规的药效比较实验。

4. 自身对照组　有些实验是观察同一个体给药前、后的区别或者两种药物前后交叉对比。例如观察一个药物是否有降低血压的作用或是否对体温升高有降温作用，此时可将给药前的测量值作为对照，观察给药后的变化值。

二、 中药药理学实验设计的基本要求

（一）实验动物选择

1. 动物的种属及品系　实验动物的选择要根据实验目的和要求确定，所选动物应较好地反映实验动物的特性并符合节约原则。小鼠是实验室最常用的动物，常用品系有昆明小鼠（KM）、C57BL、BALB/C、Nude 裸鼠等。小鼠价廉易得，体积小，消耗药量少，易繁殖和大批饲养，主要用于药物筛选、半数致死量、药物效价对比、抗感染、抗肿瘤药物及避孕药的研究。大鼠同小鼠类似，常用品系有Wistar 大鼠、Sprague Dawley 大鼠、Oshorne-Mendel 大鼠等。豚鼠常用品系为短毛的英国种豚鼠，其对组胺敏感，容易致敏，常用于平喘药和抗组胺药的实验。且对结核杆菌敏感，亦用于抗结核药的研究。兔常用品系为中国本兔、青紫蓝兔、大耳白兔和新西兰白兔（New Zealand White），常用于观察药物对心脏、呼吸的影响及农药中毒和解救的实验；亦用于药物对中枢神经系统的作用、体温实验、热原检查及避孕药实验研究。应注意的是，不同实验动物，对药物反应的敏感性各异。如，鼠类和家兔对以洋金花为主要成分的中药麻醉剂并不敏感，但能使猴进入麻醉状态。小鼠体温调节中枢不发达，大鼠和豚鼠有时对热原的反应并不稳定，因此观察药物对体温的影响，一般不选用，兔对热原反应敏感、典型且恒定，故常用兔。而血压实验，由于家兔的血压不稳定，不合适，可选大鼠、猫或犬。不同品系的动物对药物敏感程度不同。如 C57BL 小鼠对肾上腺皮质激素的敏感性比 DBA 和BALB/C 小鼠高 12 倍。DBA 小鼠对音响刺激敏感，电铃声可使其痉挛发作，甚至死亡，而 C57BL 小鼠则无此反应。DBA/1 与 DBA/2 小鼠对同一种病毒（New castle）反应不同，前者引起脑炎，后者则诱发肺炎。故实验过程应严格选用同一品系的动物。

2. 动物性别　动物的性别对实验结果有一定的影响，一般来说，实验选用一种性别比两种性别兼用所得的结果离散度要小。再则，雌性小鼠有明显的性周期活动，会引起一些生理指标的周期性变化。故除某些实验必须用雌性外（如热板法、子宫实验等），一律用雄性。但大多数药物临床男女都用，因此具体实验应根据要求选择每批同一性别或雌雄各半的动物。

3. 动物年龄、体重　动物的生理特点及对刺激的反应程度，因年龄而异。由

于幼年动物机体发育不健全，老年动物代谢功能低下，故一般动物实验选择成年动物进行。但一些慢性实验，观察期较长，可选用体重较轻的动物；观察性激素对机体的影响，选用新生动物；关于老年医学的研究，则选用老年动物。实验应尽量采用年龄一致的动物，常用实验动物的性成熟年龄分别是：小鼠 $7\sim8$ 周龄，大鼠 $8\sim10$ 周龄，豚鼠 $10\sim12$ 周龄，兔 $4\sim5$ 月龄，猫 $6\sim8$ 月龄，犬 $8\sim9$ 月龄。根据体重本身可粗略反应年龄，但影响因素很多，如性别、脂肪等。如依据体重，一般实验的动物常选用：小鼠 $18\sim22g$，大鼠 $180\sim220g$，豚鼠 $250\sim300g$，兔、猫 $1.5\sim2.0kg$，犬 $10\sim15kg$。但实验动物体重、年龄根据不同实验需要，选择范围可有所不同。如观察药物对体重增长、对免疫器官的影响等，也可选用 $13\sim16g$ 小鼠，$60\sim120g$ 大鼠。原则上，每批动物的年龄、体重越接近越好。

4. 动物数量 为体现药物实验重复性的基本原则，要求每组动物达到一定数目。动物数少，数据离散度大，不宜做出有差异的结果。有时因为动物数目太少结果无法分析，事后补充再做，但由于每次实验条件、环境、温度、饲料等不同可影响对实验结果的判断。所以应该尽可能按最低动物数目要求，在尽可能短时间内完成整批动物实验。动物数量除了满足统计学规定的 $P<0.05$ 及 $P<0.01$ 标准之外，药理实验还应达到习惯性规定的基本的例数：小动物（小鼠、大鼠等）每组 $10\sim30$ 只，计量资料每组至少 10 只，计数资料至少 30 例。如果按照剂量进行分组时，有 $3\sim5$ 个剂量组，每组不小于 8 只。中等动物（豚鼠、兔等）每组 $8\sim20$ 只，计量资料每组至少 6 只，计数资料至少 20 例。大动物（猪、犬等）每组 $5\sim15$ 只，计量资料每组至少 5 只，计数资料至少 10 例。

（二）实验动物模型

实验动物模型是模拟人类疾病表现的实验对象和材料，是探索人类疾病本质及评价新药有效性的有效手段。药效学研究中，要求所选取的实验动物模型，应该具有所模拟的人类疾病相同或基本相同的病理变化。按照其产生原因，可将动物模型分为自发性动物模型（spontaneous animal models）和诱发性实验动物模型（experimental animal models）两大类：

1. 自发性动物模型 自发性动物模型是指实验动物未经任何有意识的人工处置，在自然情况下所发生的疾病，或者由于基因突变的异常表现通过遗传育种保留下来的动物疾病模型。其中包括突变系的遗传疾病和近交系的肿瘤疾病模型。突变系的遗传疾病很多，可分为代谢性疾病、分子疾病和特种蛋白质合成异常性疾病。如无胸腺裸鼠、肌肉萎缩症小鼠、肥胖症小鼠、癫痫大鼠、高血压大鼠、无脾小鼠和青光眼兔等。近交系的肿瘤模型随实验动物种属、品系的不同，其肿瘤的发生类型和发病率有很大差异。自发性动物模型的疾病的发生、发展与人类相应的疾病很相似，均是在自然条件下发生，其应用价值很高。但这类模型来源较困难，不可能大量应用。

2. 诱发性实验动物模型 诱发性实验动物模型是指使用物理的、化学的和生物的致病因素作用于动物，造成动物组织、器官或全身的损害，出现类似人类疾病时的功能、代谢或形态结构方面的病变，即人为地诱发动物产生类似人类疾病的模型。例如：结扎家兔冠状动脉复制心肌梗死模型；利用亚硝胺类药物诱发癌症；利用 γ-射线照射诱发粒细胞白血病模型。这类模型的特点是可以在短期内大量复制动物模型及适应研究目的，但其与自然产生的疾病模型仍存在一定差异。中药药理学动物模型是在中药药理研究中建立的反应中医证候的实验对象，其包括人类证候动物模型和人类病症动物模型，是研究中药药性、药理的重要方法。如用温热药建立热证动物模型，用大剂量醋酸氢化可的松复制阳虚证动物模型等。

（三）受试药

受试药物是药效学研究的对象和物质基础，应符合一定要求。中药大多来源于天然植物、动物及矿物，一般均需经提取并加工成一定剂型才可供实验用。对中药受试药要求如下：

1. 受试药制备　受试药物质量的好坏会直接影响实验结果，因此所用的中药材要经过生药学鉴定，确定中药品种、产地及药用部位。加工炮制品种，其操作方法和技术掌握要有严格规定要求。《新药审批办法》中规定受试药物应符合：

（1）处方固定、生产工艺及质量基本稳定，并与临床研究用药基本相同的剂型及质量标准。

（2）在注射给药或离体试验时应注意药物中的杂质、不溶物质、无机离子及酸碱度等因素对试验的干扰。受试物可用成品制剂或未加辅料的提取物，前者与临床用药一致，但体积大；后者一般溶解性好，含药量高，多采用，尤其是在急毒和长毒实验中。

2. 给药容量　实验动物给药前，应考虑该动物在某种给药途径下能耐受的最大容量（mL），只有确定给药容量之后，才能决定药物配成多大浓度。不同种类实验动物一次给药能耐受的最大容量不同，灌胃容量过大可能导致胃扩张，静脉给药容量过大时易引起心力衰竭和肺水肿。通常动物血容量约占体重的 1/13，静脉注射容量最好在体重的 1/100 以下，皮下、肌内及腹腔注射容量最好在体重的 1/40 以下（表 1-1）。

表 1-1　不同实验动物一次给药的最大耐受量（mL）

动物种类	灌胃(ig)	皮下注射(sc)	肌内注射(im)	腹腔注射(ip)	静脉注(iv)
小鼠	0.8～1.0	1.5	0.2	1.0	0.8
大鼠	6～8	5.0	0.5	2.0	4.0
兔	150～200	10	2.0	5.0	10
猫	120～150	10	2.0	5.0	10
犬	500	100	4.0	3.0	100
猴	300	50	3.0	10	20

3. 给药剂量确定　在观察一个药物的作用时，给药剂量是实验开始时应该确定的一个重要因素。中药的几种估算剂量的方法如下：

（1）临床等效剂量 人与动物对同一药物的耐受性相差很大，一般动物的耐受量比人大，也就是单位体重的用药量动物比人要大。其中一个重要的因素是动物个体小，单位重量内所占的体表面积大，因此，如果用体表面积来衡量则相对比较合理。所谓临床"等效"剂量，即指根据体表面积折算法换算的在同等体表面积（m^2、cm^2）单位时的剂量。由于体表面积不易测得，可根据体重进行近似推算：$A = R \cdot W^{2/3}$。A 为动物体表面积（m^2），W 是体重（kg），R 是动物的体型系数：小鼠为 0.06，大鼠为 0.09，豚鼠为 0.009，兔为 0.093，猫为 0.082，犬为 0.104，猴为 0.111，人为 0.1～0.11。

（2）根据人和动物体表面积折算 产生药物效应所需剂量同动物个体的体表面积成正比。在已知受试药对人或某种动物的有效剂量时，可根据体表面积折算法换算出对另一种动物产生药效所需剂量。体表面积法已成为目前较为常用的方法。尤其对具有长期大量用药经验的中药及其制剂，可根据人用剂量按体表面积比例折算出不同动物所需剂量。不同动物每千克体重占有体表面积相对比值见表 1-2，换算公式为：A 种动物剂量（mg/kg）＝B 种动物剂量（mg/kg）×A 种动物体表面积比值/B 种动物体表面积比值。

表 1-2 不同动物每千克体重占有体表面积相对比值

动物种类(体重 kg)	每千克体重占有体表面积相对比值	动物种类(体重 kg)	每千克体重占有体表面积相对比值
小鼠(0.02)	1.0	猫(2.5)	0.22
大鼠(0.20)	0.47	狗(10.0)	0.16
豚鼠(0.40)	0.40	猴(3.0)	0.24
家兔(2.0)	0.24	人(50.0)	0.08

（3）根据临床每公斤体重的用量计算 这是中药药理学实验中常用的方法。具有长期大量用药经验的中药及其制剂，可根据人用剂量按体重折算，用量一般以计算单位内所含生药量（g 或 mg）表示，以体重（kg 或 g）计算用量。不同实验动物和临床人用剂量，通常可采用下列简单公式计算：

$$d_B = d_A \times \frac{K_B}{K_A}$$

式中，d_B 是欲求算的 B 种动物（包括人）的千克体重剂量；d_A 是已知 A 种动物（包括人）的千克体重剂量；K_A 和 K_B 是折算系数。不同动物剂量换算应遵循其换算系数，基本根据：人—1，犬、猴—3，兔、猫—5，大鼠、豚鼠—7，小鼠—9 的折算系数为依据，推算出等效剂量。

（4）根据半数致死量（LD_{50}）计算，凡能测出 LD_{50} 者，尤其是一、二类新药，可用其 1/10、1/20、1/30、1/40 等相近剂量作为摸索药效试验高、中、低剂量组的基础。

一般情况下，药效实验的高剂量应低于长期毒性实验的中、低剂量。特殊情况，药效实验剂量可适当提高，但不应超过长期毒性实验的高剂量。不论以何种方法确定的给药剂量，均应通过预实验，摸索到能达到药效的适宜剂量范围，再确定正式实验的剂量。

4. 给药途径　不同给药途径，药物吸收速度，达到血药峰浓度的时间及消除速度也不同，从而对受试药作用的强度和作用时间产生影响。一般对于临床的口服制剂，实验动物采用给药途径相一致的灌胃、十二指肠给药，给药次数为每天1～2次，大鼠或小鼠进行连续多次或长期静脉注射或静脉输注给药时，困难较大，可酌情改用腹腔注射（有刺激性者不宜进行腹腔注射），或换用大动物（犬、猴等）进行试验。给药途径不同，产生的药效可能也不一样。有些中药粗制剂不宜用静脉注射给药的方法或体外实验方法检测药物的效应，因粗制剂成分复杂，其中的杂质、离子及酸碱刺激等会干扰实验的结果。如青皮、枳壳粗制剂含有升压的有效成分（对羟福林和 N-甲基酪胺），只在静脉注射给药时引起血压升高，而口服给药时，这一作用则不明显。常用的给药途径有消化道给药、注射给药及试管内给药、外用药等。消化道给药，包括灌胃、胃管、十二指肠给药等，可用制剂或提取物进行药效学试验。注射给药及试管内给药，对受试药品质要求较高，多为单体或精制的中药制剂，尽量除去中药中的杂质、不溶成分及无关成分，要求其溶解性、粒度、渗透压、酸碱度、无机离子含量（钠、钾、钙、镁等）以及可能干扰试验结果的其他因素，均应控制在生理范围内或符合注射剂基本要求。否则，注射给药将引起机体异常反应，掩盖真实的药理作用。试管内给药也会出现假阳性结果。外用药包括擦剂、洗剂、贴剂、膏药等。一类是用于治疗体表或局部疾患，如皮肤病、疖肿、跌打损伤或局部肿痛、骨折等；另一类则是局部用药治疗全身性疾患，例如局部或穴位贴药治疗哮喘、冠心病、高血压等。两者用药目的不同，试验方法及给药方式也不完全相同。两者均可用制剂（含基质的成品）或中药提取物（不含基质的半成品）进行试验，以外用给药的方式为主，可依涂药面积大小，或含药浓度高低，或给药次数多少等方式，设立高、中、低给药剂量组。外用药以制剂进行试验者，若制剂中含有特殊溶媒或基质者，除设空白对照外，尚应设溶媒或基质对照，以了解其作用和对主要药效的影响。

5. 给药次数与时间　中药的药效作用可通过单次给药或多次给药观察。起效快的药物可在单次给药后观察其作用；有些中药起效时间较慢，可能要连续给药3～5天，甚至更长才能观察到作用。如对免疫功能的影响，有时需要连续10～14天。需连续给药时，通常每天给药1～2次。最好每天固定在同一时间给药。根据药物特点及试验要求，可采用预防性给药（即于造模前给药，使药物达到有效血药浓度后再行造模），以观察药物的保护作用；或用治疗性给药（即造模后给药），观察药物的治疗作用。有些中药起效慢，作用缓和，需提前多次给药，或连续数日给药后才能显现药效，一次性给药或造模后给药，短时间内常难获得预期结果，只能采用预防性给药进行保护试验。以上两种给药方式，应以治疗性给药为主，部分试验可根据需要采用预防性给药。

（四）实验指标的选择

观测指标应选用特异性强、敏感性高、重现性好，客观、定量或半定量指标进行观测。特异性强是指所选指标应该针对新药的功能主治，如降脂药，检测血脂水平是关键指标，抗恶性肿瘤药，体内、体外抑瘤率、动物荷瘤生存时间是关键性指标，在中药新药药效学研究中，有时也会遇到难以确定特异性指标，此时可通过选择多个指标来共同佐证主要药效。在实验中选择敏感性高的指标才能准确反映药物的防治作用。敏感性差的指标往往会漏掉某些阳性变化，造成假阴性结果。同时尽量选择定量或半定量检测指标，指标要稳定、重现性好，客观性强，结果才可靠，以便排除主观意愿，进行统计分析。

（五）对照药

阳性对照药的选择应注意三项要求：

1. 合法性：阳性对照药应该是《中华人民共和国药典》或部颁标准收载，或新批准合法生产的药物，否则不可作为阳性对照药。

2. 可比性：应选用药效肯定的同类中药或化学药，要求主治（或作用）相同，给药途径尽量一致。但有时找不到符合要求的同类中药作阳性对照药，在合理范围内可适当灵活掌握，其功用、剂型可有一些差异，但主治必须相同，给药途径也应相同（特殊情况，如新药为注射剂，无同类中药注射剂可选时，可用口服药代之）。

3. 择优性：有多种同类药可供选用时，应择优选用当前学术界或社会公认疗效较好的药物作为阳性对照药，而不选用疗效差，不良反应严重，甚至即将被淘汰的药物。

（六）实验条件控制

1. 时辰：动物生理活动有其昼夜节律，如小鼠夜间活动增加，白天活动减少。对这些生理活动的昼夜节律不注意，有时会影响实验结果。如要了解药物对动物是否呈现中枢兴奋或中枢抑制，一般可测试药物对其每分钟的活动次数作为判断指标。但上午、下午或晚间测定会有很大差异。因此，最好每批实验在每天相同的时间测定，每批动物中要包括来自不同组别的动物，实验环境要安静。

2. 环境温度：很多实验，环境温度不同，得出的结果会有差异。热板法镇痛实验，环境温度不宜太高；而化学物质致炎症实验环境温度则不宜过低。因此，正规的研究课题要求控制和记录实验时的环境温度。

3. 饮食：有些实验需对动物禁食一段时间，以便口服药物作用不受胃内容物的影响。根据需要，有的禁食 2h 即可；有的应禁食过夜，第二天实验，如急性毒性实验。有些中药需连续几天多次给药，这样通常不考虑给药前禁食。

第四节　中药药理学实验常用的统计方法

统计学方法在药效学研究中的应用已愈来愈受到研究者的重视，它是生物学试验中认识药物作用特点及其作用强度的有效手段，是药效学研究中的重要工具，通过定量分析药物的作用可初步得出具有临床指导意义的结论。药效学试验中常见的资料类型包括量反应资料、质反应资料、时反应资料及半定量资料，对于不同的资料类型，应分别选择不同的统计学方法处理。

1. 使用 t 检验（unpaired t test）注意事项

① 数据明显偏态时，不能用 t 检验，而应改用中位数检验，用非参数统计法。如 Mann-Whitney 秩和检验、等级和检验、序值法等。数据是否属偏态，简便判断方法为：如均数两侧之差大于 $2 \times \sqrt{n}$ 时不用检验，即可判断为明显偏态。如：15.1、17.2、18.5、14.4、16.3、19.6、18.3、17.8、40.1、18.2、38.9 一组数据的均数为 21.3（n=9），小于均数有 9 个数据，大于均数有 2 个，均数两侧例数之差为 7，而 $2 \times \sqrt{11} = 6.6$。因此，此组数值为偏态，不可用 t 检验及其他正态检验。判断数据是否属偏态亦可用公式：$R = 4 \times n - D^2$，其中 "D" 为均数两侧例数之差，"n" 为例数，如 R 值为负，表示数据肯定为偏态。如一组数据总数为 50例，大于均数 35 例，小于均差 15 例。$R = 4 \times 50 - (35-15)^2 = -200$，此组数据亦为偏态。

② 方差不齐时不能用 t 检验，改用校正 t 值法（t' 检验）。对方差是否齐性可按公式 $F = S_1^2/S_2^2$ 计算，方差不齐指两组标准差的平方之比大于相应自由度的 $F_{0.05}$值，即 $S_1^2/S_2^2 > F_{0.05}$。式中 S 较大者为 S_1，较小者为 S_2。$F_{0.05}$ 可查 "方差齐性检验 F 值表"（注意：与 "方差检验 F 值表" 不同）。

$F_{0.05}$ 亦可通过公式计算：$F_{0.05} = 1.2 + (8/n_1) + [14/(n_2-3)]$（式中 S 较大者为 S_1、n_1，较小者为 S_2、n_2）。

例如，有两组数据如下，判断方差是否齐性，是否可以用 t 检验分析两组间差异？

甲组：11.5，14.1，12.3，10.8，13.0，13.2，13.9，12.3，10.6（$\bar{x} \pm s$：12.41±1.26，n=9）

乙组：10.0，11.9，12.0，12.8，14.9，17.4，19.3，20.2，23.1（$\bar{x} \pm s$：15.73±4.48，n=9）

$F = 4.482/1.262 = 12.64$。$F_{0.05} \approx 1.2 + 8/9 + 14/(9-3) = 4.42$。$F > F_{0.05}$ 说明上述两组方差不齐，不能用 t 检验而应改用 t' 检验。对方差是否齐性的简单判断为：如两组的标准差相差一倍以上时，即可判断为方差不齐。

t 检验及 t' 检验公式分别如下：

$$t = \frac{|\bar{x}_1 - \bar{x}_2|}{\sqrt{\frac{(n_1-1)s_1^2 + (n_2-1)s_2^2}{n_1+n_2-2}\left(\frac{1}{n_1}+\frac{1}{n_2}\right)}}, \quad f = n_1+n_2-2$$

$$t' = \frac{|\bar{x}_1 - \bar{x}_2|}{\sqrt{s_1^2/n_1 + s_2^2/n_2}}, \quad f' = (n_1+n_2-2) \times \left(0.5 + \frac{s_1^2 \times s_2^2}{s_1^4 + s_2^4}\right)$$

按上式计算，$t' = 2.142$，$f' = 9.501$。$f = 10$ 时，$t_{0.05} = 2.228$；$f = 9$ 时，$t_{0.05} = 2.262$。因此，上例用 t' 检验 $P > 0.05$，两组数值比较，差异无显著意义。但如错误使用 t 检验，上述两组数据 $f = 9 + 9 - 2 = 16$，$t_{0.05} = 2.120$，两组数值比较，$P < 0.05$ 差异有显著意义，因而会得出错误结论。

③ 一组数据中如有不定值时（如 >30，<10 等）不用 t 检验，改为中位数表达，并进行中位数检验，或序值法检验。

2. 使用配对资料 t 检验（paired t test）应注意事项　配对 t 检验适应下列情况：①同一批受试对象试验前后的配对数据。②同一批受试对象身体两个部位试验测得的数据。③同一批受试对象用两种检验方法测试的结果。

检验公式：$t = \overline{x} / s \times \sqrt{n}$。

符合上述情况的数据采用配对 t 检验，其检测效率较高。但在自身前后配对实验时，同一个体在经历较长一段时间后，即使不作任何处理（如不给药），所得指标也可能有变化，为鉴别这种变化是否由给药引起，实验时宜同时设立一个平行对照组。如，两组大鼠分别连续给某药 3 天或给对照液前后的血压变化见表 1-3、1-4，分析此药是否有降压作用。

表 1-3　大鼠给药前后血压（mmHg）的变化

鼠号	1	2	3	4	5	6	7	8	9	$\overline{x} \pm s$
给药前血压	180	165	190	200	192	158	175	185	178	180 ± 13
给药后血压	160	150	180	170	169	140	155	163	165	161 ± 11
血压变化	20	15	10	30	24	18	20	22	13	19 ± 6

表 1-4　大鼠给对照液前后血压（mmHg）的变化

鼠号	1	2	3	4	5	6	7	8	9	$\overline{x} \pm s$
给药前血压	175	165	195	205	150	145	180	171	176	174 ± 19
给药后血压	160	155	185	190	145	145	171	162	165	164 ± 16
血压变化	15	10	10	15	5	0	9	9	11	9 ± 5

如仅进行配对 t 检验，可发现不但给药组给药后血压明显下降，与给药前比较有显著差异，而且给对照液后血压也明显下降，与给对照液前比较差异非常显著（$P < 0.01$）。因此，给药组的血压下降包含非药物因素所起的作用。如要判断药物因素是否引起血压显著下降，则需将给药组与对照组的血压值进行比较。但不论将两组给药或对照液前的原始血压值进行组间比较 t 检验，还是将给药或给对照液后的原始血压值进行组间比较 t 检验，两组间均无显著差异。不过，由此得出该药无明显降压作用的结论却是不适当的。正确的处理方法可先分别求出给药组和对照组的前后变化值（差值），再进行两组间的 t 检验。按此计算，给药组血压的前后差值为 19 ± 6（$n = 9$），对照组血压的前后差值为 9 ± 5（$n = 9$），从统计学角度分析两组差异非常显著（$P < 0.01$）。

3. 方差分析（analysis of variance，ANOVA）应注意事项　完全随机设计的三个和三个以上样本均数的比较需采用方差分析。方差分析的基本思路是将全部观察值间的变异分为：①组内变异，即各组内部观察值的变异，这种变异不是研究因素作用的结果，而是随机误差所致。②组间差异，即各组样本均数的变异，这种变异既有随机误差的原因，亦可能有研究因素作用的结果。方差分析就在于判断，除随机误差的原因外，研究因素的作用是否显著。

方差分析的统计量 F 值，就是组间方差与组内方差的比，即 F＝组间方差/组内方差。如果研究因素无作用，组间方差为随机误差所致，于是组间方差＝组内方差，F＝1。反之，如果研究因素作用很大，组间方差＞组内方差，则 F＞1。至于F 值要大到多少才具有统计意义，要根据自由度，确定 P 值才可做出判断。

使用方差分析时，首先考虑其应用条件：①各组样本是相互独立的随机样本；②各样本符合正态分布，来自正态总体；③各处理组总体方差齐性。各样本不符合正态分布时，不能进行方差分析。若符合正态分布，方差齐性（$P > 0.05$），计算F 值，当F＜0.05 时，说明综合比较有显著差异。组间两两比较，常用 t 检验，或q 检验（student-newman-keuls test）。

4. X^2（卡方，2×2）检验的注意事项　X^2 检验是药理学实验计数资料分析中用得最多的一种统计方法。X^2 检验的基本公式为：$X^2 = \dfrac{(|a \times d - b \times c| - 0.5 \times n)^2 \times n}{(a+b)(c+d)(a+c)(b+d)}$。式中的 a，b，c，d 分别代表 4 格表中的 4 个基本数值，n 为总例数。例如 60 只小鼠使用甲药，抗惊厥有效 45 例，无效 15 例；用乙药给 60 只小鼠使用，有效 20 例，无效 40 例（见表 2-3），问两药作用是否有差异？将表中数值代入上式计算：

表 1-5　两药抗惊厥作用比较

	有效	无效	总计	有效率
甲药	45(a)	15(b)	60(a+b)	70%
乙药	20(c)	40(d)	60(c+d)	33%
总计	65(a+c)	55(b+d)	120(n)	

$$X^2 = \frac{(|45 \times 40 - 15 \times 20| - 0.5 \times 120)^2 \times 120}{(60)(60)(65)(55)} = 19.334$$，查 X^2 值表，由于四格表的自由度恒等于 1，得 $X^2_{0.001} = 10.828$，现 $X^2 = 19.334 > X^2_{0.001}$，故 $P < 0.001$，两药作用有极显著性差异。

X^2 检验的基本公式虽然简便实用，但应注意合理应用，不宜盲目套用。当两组总数（n）小于 20，或数据中有 0 或 1 时，上述 X^2 检验公式误差较大，应改用确切概率法或简化直接概率法。

其计算公式为：$P = \dfrac{(a+b)!\ (c+d)!\ (a+c)!\ (b+d)!}{n!\ a!\ b!\ c!\ d!}$

例：10 只小鼠使用甲药 8 只睡眠，10 只小鼠使用乙药 1 只睡眠（见表 1-6），分析两药作用有无区别？将表中数值代入上式计算：$P = \dfrac{10!\ 10!\ 9!\ 11!}{20!\ 8!\ 2!\ 1!\ 9!} = 0.00268$，双侧检验 $P < 0.025$，两药作用差异非常显著。

表 1-6　两药致睡作用比较

	有效	无效	总计
甲药	8(a)	2(b)	10(a+b)
乙药	1(c)	9(d)	10(c+d)
总计	9(a+c)	11(b+d)	20(n)

5. 使用统计软件应注意的事项 目前已有多种统计软件可供药理数据统计分析用。例如 SPSS（statistical package for the social science）软件、SAS（statistics analysis system）软件、BMDP（biomedical computer programs）软件等。不少论文在介绍数据处理方法时，仅说明所采用软件的名称，而不说明处理方法，这是不妥当的。事实上大多数统计软件均包含许多种分析检验方法，具体应用时，使用者需根据不同情况采用不同方法。如果采用的检验方法不对，即便使用软件包，同样会出错。因此对一批数据进行处理前，应先对数据进行分析，确定用何种分析检验方法合理，再进行分析检验。大多数软件可以分析数据是否偏态，方差是否齐性等，从而提示可采用何种正确的检验方法。但选择检验方法的基本原理不管是否使用软件是相同的。对药理实验的一般资料推荐使用的检验方法如下：

一般计量资料：①有明显偏态，或有不定值时，选用秩检验、序值法等；②无明显偏态时，两组间比较：方差齐时用 t 检验；方差不齐时用 t' 检验。多组间比较：综合比较用方差分析；两两比较用 t 检验，或 q 检验。若符合正态分布但方差不齐时，可用 Dunnett' t 检验或 Games-Howell 检验。

计数资料：①两率比较：无配对关系时，一般用 X^2（2×2）检验，样本较小，或数据中有 0 或 1 时，用确切概率法；有配对关系时用配对 X^2（2×2）检验。②多率比较：有等级关系者用 Ridit 法或等级序值法；无等级关系时，多率综合比较用 X^2（R×C）检验；组间两两比较用 X^2（2×2）检验。具体检验方法及原理请参看统计学的相关资料。

第二章
中药药理学实验

第一节 清热药实验

凡以清解里热为主要作用的药物称为清热药。清热药药性寒凉，具有清热泻火、解毒、凉血、清虚热等功效，用以治疗里热证。里热证主要是由于外邪入里化热，或因内郁化火所致的一类证候。从现代医学角度看，里热证涉及多种传染性、感染性疾病。例如，外邪入里化热时的高热、汗出、口干、烦躁、神昏谵语等证候与各种急性传染病、急性感染性疾病，特别是伴全身毒血症时的表现相似。由于里热证的主要病因是病原微生物感染，临床可见发热、炎症、疼痛等症状表现。因此清热药的抗感染作用是其"清解里热"功效的主要药理学基础。清热药的药理研究应针对抗病原微生物、抗细菌毒素、解热、抗炎、影响免疫功能、抗肿瘤等设计实验方案。

实验一 金银花对脂多糖致大鼠发热的影响

【目的】学习用脂多糖致大鼠发热模型的方法，观察金银花的解热作用。

【原理】发热反应多系各种致热因子作用于机体，产生和释放内热原，继而引起丘脑下部前列腺素的合成和释放，并进一步影响体温调节中枢，使调定点升高，体温也相应升高。如脂多糖（lipopolysaccharide，LPS）是革兰阴性细菌内毒素的活性成分，可作为致热原激活单核巨噬细胞等产生内生致热原，作用于体温调节中枢，合成与释放的前列腺素增多，使调定点上移，致使产热增加、散热减少，体温升高，导致机体发热。金银花具有明显的解热作用。

【材料】

动物：雄性 SD 大鼠，体重 200g±20g。

器材：注射器，秒表，电子天平，电子体温计。

药品及试剂：20μg/mL 脂多糖注射液，7.5g/mL 金银花水煎液，10mg/mL

阿司匹林溶液，生理盐水。

【方法】

1. 正式实验前，雄性 SD 大鼠在实验环境适应性喂养 3 天，每日早晚各 1 次对大鼠施行适应性测量肛温操作，实验前 10h 禁食不禁水，测定肛温前让动物排空粪便。

2. 实验当日，取体温合格的大鼠，标记称重，在造模给药前每间隔 30min 测大鼠体温 1 次，取 3 次平均值为基础体温。筛选出体温合格大鼠随机分为模型对照组，阿司匹林组和金银花组，腹腔注射 LPS50μg/kg（0.25mL/100g）。

3. 待动物体温升高超过 1℃（约 1.5h），各组大鼠灌胃药物 1.0mL/100g，其中模型对照组灌胃生理盐水，阿司匹林组灌胃 10mg/mL 阿司匹林溶液，金银花组灌胃 7.5g/mL 金银花水煎液。

4. 给药后每 30min 分别监测记录各组大鼠体温，共监测 3h。计算各组大鼠在各监测点的升温值（实测体温－基础体温），绘制平均升温曲线；根据模型组与各给药组大鼠升温值差异分析模型大鼠的体温变化趋势及给药后对发热模型大鼠的影响。

【结果】

1. 将实验数据和结果填入表 2-1 中。

表 2-1　金银花对 LPS 发热模型大鼠体温的影响

组别	药物(g/kg)	基础体温(℃)	给药后体温(℃)					
			30min	60min	90min	120min	150min	180min
模型对照组	生理盐水							
阿司匹林组	0.1							
金银花组	75							

2. 绘制平均升温曲线（图 2-1）。

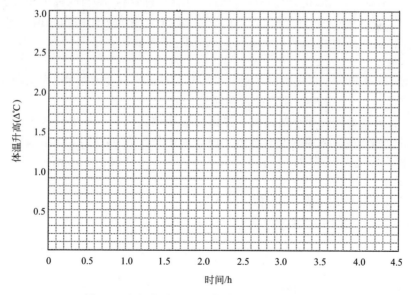

图 2-1　金银花对 LPS 发热模型大鼠体温的影响

【注意】

1. 每次测温前应在体温计前部涂以少许液体石蜡，插入大鼠直肠深 3cm，确保每次插入深度一致，待读数稳定以后记录体温。测温时操作应尽可能轻，若遇阻力较大时，不宜硬插，以免损伤肠道。

2. 实验当日，体温大于 38.3℃或相邻 2 次体温差值大于 0.5℃的大鼠应剔除。

3. 记录体温后关闭体温计电源，注意勿使任何液体接触体温计显示器和开关等部位。

4. 实验结束后用中性洗涤剂浸过的布擦净感温部位，待体温计干燥后再放回盒内。

实验二　黄连素对醋酸致小鼠腹腔毛细血管通透性的影响

【目的】学习醋酸致小鼠腹腔毛细血管通透性改变的实验方法，观察黄连素的抗炎作用。

【原理】给小鼠腹腔内注射稀醋酸溶液，在 H^+ 的刺激下，腹腔内毛细血管通透性增加，血液成分从血管内向腹腔渗出。静脉内注入伊文思蓝，该染料可与血浆蛋白瞬间结合，随血液成分渗入腹腔，测量腹腔内的染料量，即可代表炎性物渗出的多少。黄连素具有抗炎作用。

【材料】

动物：ICR 小鼠，雄性，体重 20g±2g。

器材：注射器，电子天平，离心机，分光光度计。

药品及试剂：1.5mg/mL 黄连素溶液，10mg/mL 阿司匹林溶液，0.6％冰醋酸溶液，生理盐水，0.5％伊文思蓝溶液。

【方法】

1. 将小鼠按体重随机分为空白对照组，模型对照组，阿司匹林组和黄连素组，每组 10 只，各组小鼠灌胃药物 0.2mL/10g。其中，空白对照组和模型对照组灌胃生理盐水，阿司匹林组灌胃 10mg/mL 阿司匹林溶液，黄连素组灌胃 1.5mg/mL 黄连素溶液。

2. 给药 1h 后，小鼠尾静脉注射 0.5％伊文思蓝生理盐水溶液 0.1mL/10g，并立即腹腔注射 0.6％冰醋酸生理盐水溶液 0.2mL/只。

3. 20min 脱颈椎处死小鼠，剪开腹部皮肤肌肉，用 10mL 生理盐水洗涤腹腔，轻揉小鼠腹部使腹腔内染料充分溶于生理盐水并混合均匀，吸取 5mL 待测。

4. 将腹腔洗出液于 3000r/min 离心 15min，取上清液于 590nm 测定吸光度。

【结果】

将各组小鼠吸光度值（OD 值）填入表 2-2。

表 2-2　黄连素对醋酸致小鼠腹腔毛细血管通透性的影响

组别	剂量(g/kg)	OD 值
空白对照组	—	
模型对照组		
阿司匹林组	0.2	
黄连素组	0.03	

【注意】

1. 醋酸刺激从本质上讲是 H^+ 即酸度刺激，故实验前测定醋酸生理盐水溶液的 pH，保证各次实验用醋酸溶 pH 值一致。

2. 腹腔注射醋酸时应避开血管，以免导致腹腔内出血，如有出血，该小鼠应弃之不用。

3. 用吸管吸洗涤液时动作要轻柔，吸管尖端要圆滑，避免刺伤组织引起出血。

实验三 黄芩苷对二甲苯致小鼠耳肿胀的影响

【目的】学习二甲苯致急性炎症的造模方法，观察黄芩苷的抗炎作用。

【原理】二甲苯是一种化学刺激剂，对皮肤黏膜有刺激作用，可致局部毛细血管扩张和通透性亢进，产生急性炎症。将二甲苯涂于小鼠耳廓可使其肿胀，水肿后耳重增加。

【材料】

动物：ICR 小鼠，体重 20g±2g，雄性。

器材：小鼠灌胃针，9mm 打孔器，分析天平，称量纸。

药品及试剂：10mg/mL 阿司匹林溶液，5mg/mL 黄芩苷溶液，二甲苯，生理盐水。

【方法】

1. 将小鼠随机分为空白对照组，阿司匹林组和黄芩苷组，每组 10 只。致炎前 30min，各组小鼠灌服药物 0.2mL/10g。其中，空白对照组灌胃生理盐水，阿司匹林组灌胃 10mg/mL 阿司匹林溶液，黄芩苷组灌胃 5mg/mL 黄芩苷溶液。

2. 用微量移液器在小鼠右耳郭固定位置内外两侧均匀涂布二甲苯各 25μL，左耳郭作对照。

3. 致炎 30min，将小鼠颈椎脱白致死，沿耳郭基线剪下双耳，用打孔器分别在左、右耳同一部位打下圆耳片，分别称重。

4. 按下列公式计算小鼠耳郭的肿胀率和肿胀抑制率。

$$肿胀率（\%）=\frac{右耳重-左耳重}{左耳重}\times100\%$$

$$肿胀抑制率（\%）=\frac{对照组平均肿胀率-用药组平均肿胀率}{对照组平均肿胀率}\times100\%$$

【结果】将实验数据和结果填入表 2-3。

表 2-3 黄芩苷对二甲苯致小鼠耳肿胀的影响

组别	剂量/(g/kg)	耳重(mg)		肿胀率/%	肿胀抑制率/%
		左	右		
生理盐水组	—				
阿司匹林组	0.2				
黄芩苷组	1.0				

【注意】

1. 小鼠应选雄性，避免雌性激素对实验的影响。

2. 每组动物给药、致肿、处死的时间应一致。

3. 二甲苯涂布的部位、剂量应一致。

第二节　泻下药实验

凡能引起腹泻，或润滑大肠，促进排便的药物称为泻下药。泻下药具有泻下通便、消除积滞、通腑泄热、祛除水饮等功效。主要用于热结便秘、寒积便秘、肠胃积滞、实热内结，以及水肿停饮等所表现的里实证。里实证主要是由于肠胃实热内结、阴亏津枯，或水饮内停所引起的一类证候。现代医学认为肠胃实热内结的病因是胃肠道蠕动功能减弱、急性单纯性肠梗阻、蛔虫性肠梗阻、急性胆囊炎、急性阑尾炎、急性胰腺炎等急腹症。也见于急性感染性疾病引起的高热、神昏、谵语、烦躁、惊厥等证候。其病理过程包括便秘、发热、腹痛、炎症等。泻下药的药理研究，应针对泻下、利尿、抗病原体、抗炎、抗肿瘤等设计实验方案。

实验四　生大黄、 制大黄以及大黄、 芒硝配伍对小鼠小肠运动的影响

【目的】学习小肠运动的实验方法，观察大黄的泻下作用及炮制、配伍对其泻下作用的影响。

【原理】因伊文思蓝在肠道内不被吸收，以伊文思蓝作为指示剂，测定在一定时间内伊文思蓝在肠道的推进距离，可观察药物对小肠运动的影响。口服生大黄可刺激肠蠕动加速，有泻下作用。大黄久煎或炮制之后，致泻成分分解，作用减弱。芒硝在肠内不易吸收，使肠内渗透压升高，大量水分保持在肠腔，机械性刺激肠壁致泻，故大黄、芒硝两者配伍致泻作用增强。

【材料】

动物：ICR 小鼠，体重 23g±2g，雄性。

器材：手术剪，眼科镊，直尺，灌胃针头，注射器。

药品及试剂：0.5％伊文思蓝生理盐水溶液，1g/mL 生大黄水煎液（含 0.5％伊文思蓝），1g/mL 制大黄水煎液（含 0.5％伊文思蓝），生大黄水煎液加芒硝（生大黄 1g/mL＋芒硝 0.5g/mL＋0.5％伊文思蓝）。

【方法】

1. 将禁食 6～12h 小鼠随机分为空白对照组，生大黄组，制大黄组和生大黄加芒硝组，各组小鼠灌胃药物 0.3mL/10g。其中，空白对照组灌胃生理盐水，生大黄组灌胃 1g/mL 生大黄水煎液，制大黄组灌胃 1g/mL 制大黄水煎液，生大黄加芒硝组灌胃生大黄水煎液加芒硝。

2. 给药后 30min 脱颈椎处死，打开腹腔分离肠系膜，剪取上端至幽门，下端至回盲部的肠管。

3. 轻轻将小肠摆成直线，测量肠管长度作为"小肠总长度"。从幽门至伊文思蓝前沿的距离作为"墨汁在肠内推进距离"。

4. 用公式计算伊文思蓝推进百分率，并注意观察各组小肠容积是否增大。按下列公式计算推进百分率：

$$推进率(\%) = \frac{墨汁在肠内推进距离(cm)}{小肠全长(cm)} \times 100\%$$

【结果】将实验数据和结果填入表 2-4。

表 2-4　生大黄、制大黄以及大黄、芒硝配伍对小鼠小肠运动的影响

组别	小肠总长度/cm	墨汁推进距离/cm	墨汁推进率/%
空白对照组			
生大黄组			
制大黄组			
生大黄加芒硝组			

【注意】

1. 开始给药至处死动物的时间必须准确，以免时间不同造成实验误差。

2. 实验动物体重越相近越好，平均体重最好用 23～25g 小鼠，肠管比较粗大，易于操作。

3. 剪取肠段时动作要轻柔，以免肠管折断，肠管内水分丢失而影响实验结果。

实验五　大承气汤对小鼠排便时间和数量的影响

【目的】学习制备动物便秘模型的方法，观察大承气汤对泻下作用的影响。

【原理】地芬诺酯是哌替啶的衍生物，为人工合成的止泻药。小鼠灌服该药后，能提高张力、抑制肠蠕动，使肠内水分吸收增加，致使动物排便减少或难排便，从而引起肠燥便秘。大承气汤可使肠蠕动增加，从而使燥结粪便易于排出。

【材料】

动物：ICR 小鼠，体重 20g±2g，雄性。

器材：手术剪，眼科镊，直尺，灌胃针头，注射器，秒表。

药品及试剂：0.5%伊文思蓝生理盐水溶液，1g/mL 大承气汤（大黄 12g，厚朴 15g，枳实 12g，芒硝 9g，含 0.5%伊文思蓝），2.5mg/mL 地芬诺酯。

【方法】

1. 将小鼠按体重随机分为正常对照组，模型对照组和大承气汤组。

2. 动物禁食不禁水 12h，模型对照组和大承气汤组灌服地芬诺酯 0.2mL/10g 造模。30min 后，各组小鼠灌胃药物 0.3mL/10g。其中，空白对照组和模型对照组灌胃生理盐水，大承气汤组灌胃 1g/mL 大承气汤。

3. 观察并记录各鼠首次出现黑便的时间、粪便的形状以及 3h 内排便数量。

【结果】将实验数据和结果填入表 2-5。

表 2-5　大承气汤对小鼠排便时间和数量的影响

组别	首次排便时间/min	排便次数/次	干粪粒数	干粪重量/mg	稀粪点数	不排便动物数
正常对照组						
模型对照组						
大承气汤组						

【注意】

1. 干便的观测指标：粪便排出呈完整的颗粒状，滤纸上未有明显的引湿斑；稀粪的观测指标是：粪便排出呈软膏或流质状、无定形，滤纸上有明显的引湿斑。

2. 实验小鼠在禁食与实验过程中应让其饮水，否则影响实验结果。

第三节　祛风湿药实验

凡以祛除风湿、解除痹痛为主要作用的药物称祛风湿药。祛风湿药有祛除风湿、舒筋活络、清热、止痛及强筋骨等功效，临床主要用于治疗痹证。痹证是因机体正气不足感受风寒湿邪、风湿热邪，邪气流注或痹阻经络而发病。以肌肉、筋骨、关节发生酸痛、麻木、屈伸不利，甚或关节肿大灼热等为主要临床症状。祛风湿药的药理研究主要针对抗炎、镇痛、免疫抑制或调节作用等设计实验方案。

实验六　雷公藤多苷片对角叉菜胶致大鼠足肿胀的影响

【目的】学习用角叉菜胶致急性炎症的造模方法，观察雷公藤多苷的抗炎作用。

【原理】角叉菜胶可使炎症局部的前列腺素合成增加，与激肽类一起诱发形成水肿。以肿胀为主要指标，将角叉菜胶注入大鼠脚垫皮下，引起急性炎症，测量致炎前后足趾部肿胀程度用以表示炎症的强度。

【材料】

动物：SD 大鼠，体重 200g±20g，雄性。

器材：灌胃针，分析天平，皮尺，1mL 注射器，天平。

药品及试剂：1%角叉菜胶混悬液（无菌生理盐水配置），10mg/mL 阿司匹林溶液，3mg/mL 雷公藤多苷溶液，生理盐水。

【方法】

1. 将大鼠随机分为空白对照组、阿司匹林组和雷公藤多苷组，每组 10 只。致炎前分别测量右后足趾部周长，测 3 次，平均值为致炎前周长。

2. 于致炎前 30min，各组大鼠灌胃药物 0.1mL/10g。其中，空白对照组灌胃生理盐水，阿司匹林组灌胃 10mg/mL 阿司匹林溶液，雷公藤多苷组灌胃 3mg/mL 雷公藤多苷溶液。

3. 造模时，在大鼠后足趾腱膜下注射 1%角叉菜胶，0.1mL/只（从后肢足掌心向踝关节方向进针，皮下给药）。

4. 于致炎后 30min、60min、90min 测周长，求致炎前后足趾周长之差作为肿胀度。按下列公式计算在给药不同时间内足肿抑制率：

$$足肿抑制率（\%）=\frac{致炎后平均周长-致炎前平均周长}{致炎前平均周长}\times100\%$$

【结果】将实验数据和结果填入表 2-6。

表 2-6 雷公藤多苷对角叉菜胶致大鼠足肿胀的影响

组别	致炎前周长/mm	致炎 30min		致炎 60min		致炎 90min	
		周长	差值	周长	差值	周长	差值
生理盐水组							
阿司匹林组							
雷公藤多苷组							

【注意】

1. 角叉菜胶在应用前一天，研为细粉，以注射用生理盐水配置为 1% 的均匀混悬液，置 4℃冰箱备用（不宜长期保存）。

2. 采用软尺测量要固定在一定部位，由专人负责，尽量减少误差。

3. 给大鼠足趾注射时，要保证注射量准确，部位一致。

实验七 青藤碱对小鼠的镇痛作用（扭体法）

【目的】学习扭体法镇痛实验方法，观察延胡索的镇痛作用。

【原理】小鼠腹腔注射化学物质，可刺激腹膜，引起腹腔深部大面积且较持久的疼痛，并引起小鼠"扭体"反应（腹部内凹，躯体与后腿伸张，臀部抬高，蠕行）。本实验以药物减少小鼠扭体反应的只数以及次数作为镇痛指标，观察青藤碱的镇痛作用。

【材料】

动物：ICR 小鼠，体重 20g±2g，雄性。

器材：小鼠灌胃针，1mL 注射器，秒表。

药品及试剂：青藤碱，50mg/mL 盐酸哌替啶，生理盐水，0.6% 醋酸。

【方法】

1. 将小鼠随机分为生理盐水组、盐酸哌替啶和青藤碱粉剂，各组小鼠皮下注射药物 0.1mL/10g。其中，空白对照组皮下注射生理盐水，盐酸哌替啶组皮下注射 16mg/kg，青藤碱组皮下注射青藤碱 195mg/kg。

2. 给药 60min 后，各组均腹腔注射 0.6% 醋酸溶液 0.2mL/只。

3. 观察扭体反应动物数、扭体出现的时间及 30min 内小鼠的扭体次数。

4. 按下列公式计算镇痛百分率及抑制扭体反应百分率。

$$镇痛百分率（\%）=\frac{（实验组无扭体反应动物数-对照组无扭体反应动物数）}{对照组无扭体反应数}\times100\%$$

$$抑制扭体反应百分率（\%）=\frac{（对照组扭体次数-实验组扭体次数）}{对照组扭体次数}\times100\%$$

【结果】将实验数据和结果填入表2-7。

表 2-7 青藤碱对小鼠的扭体反应的影响

组别	潜伏期/min	扭体反应动物数	无扭体反应动物数	扭体次数	镇痛率/%	抑制扭体反应/%
生理盐水组						
哌替啶组						
青藤碱组						

【注意】

1. 0.6%醋酸溶液应新鲜配制。

2. 每只动物腹腔注射部位和操作技术力求一致。

实验八　秦艽对小鼠的镇痛作用（热板法）

【目的】学习热板法镇痛实验方法，观察秦艽的镇痛作用。

【原理】小鼠足部接触热板，受热刺激而产生疼痛反应（舔后足或者逃避），以产生疼痛反应所需的时间为痛阈值。通过测量给药小鼠痛阈值反应药物的镇痛作用。

【材料】

动物：ICR小鼠，体重20g±2g，雌性。

器材：热板测痛仪，小鼠灌胃针，1mL注射器，秒表，体重秤。

药品及试剂：1g/mL秦艽水煎液，1.5mg/mL吲哚美辛溶液，生理盐水。

【方法】

1. 调整仪器及筛选小鼠。接通电源，将热板温度控制在55℃。将小鼠放在恒温热板上，5～30s内不出现疼痛反应者弃之不用。记录符合要求小鼠痛阈值（疼痛反应发生的时间）。

2. 将小鼠随机分为生理盐水组，吲哚美辛组和秦艽水煎液组，各组小鼠灌胃药物0.2mL/10g。其中，空白对照组灌胃生理盐水，吲哚美辛组灌胃1.5mg/mL吲哚美辛溶液，秦艽水煎液组灌胃1g/mL秦艽水煎液。

3. 给药后15min，30min，45min后，将小鼠置于55℃恒温热板上，测小鼠热痛阈值。如60s仍无反应，将小鼠取出，以免烫伤，其痛阈值以60s计算。

4. 按下列公式计算痛阈提高率：

$$痛阈提高率（\%）=\frac{用药后痛阈值-用药前痛阈值}{用药前痛阈值}\times100\%$$

【结果】将实验数据和结果填入表2-8。

表 2-8 秦艽对热刺激致小鼠疼痛反应的影响

组别	给药前痛阈值/s	给药后不同时间痛阈值/s			痛阈提高率/%		
		15min	30min	45min	15min	30min	45min
生理盐水组							
吲哚美辛组							
秦艽水煎液组							

【注意】

1. 雄性小鼠受热后阴囊松弛会接触热板，也可出现疼痛反应，故影响实验结果的准确性，故以雌性小鼠为好。

2. 室温在 15～20℃小鼠的痛反应波动不大。如室温过低，动物反应迟钝，室温过高，动物则反应太敏感，易引起跳跃，影响结果准确性。

3. 正常小鼠放入热板后易出现不安，举前肢、舔前足等现象，这些动作不能作为疼痛指标，只有舔后足才作为疼痛指标。

第四节　温里药实验

凡以温里祛寒、治疗里寒证为主要作用的药物，称为温里药，又称祛寒药。温里药具有辛散温通、散寒止痛、补火助阳等功效，主要用于寒邪内盛，心肾阳衰所呈现的各种里寒证候。里寒证常见两方面病证，一是寒邪入里，寒邪直中脏腑，脾胃阳气受抑所出现的脾胃受寒或脾胃虚寒证，症见脘腹冷痛、呕吐泄泻等，与现代医学中的消化道疾病相似。寒邪有时也可侵犯肌肉、骨节、经络，其表现与现代医学的头痛、风湿性关节炎、神经痛、腰腿痛等相似。二是心肾阳虚，症见腰膝冷痛，畏寒肢冷，夜尿频多等，而心肾阳衰，症见四肢厥冷，脉微欲绝的"亡阳证"，则与现代医学中的心功能不全、休克相似。总之，里寒证主要与心血管系统、消化系统的病变有关。其病理过程包括了心功能不全，甚至是休克等所导致的机体循环血量不足和胃肠道急慢性炎症、溃疡等。此外，里寒证还与某些神经、肌肉、关节等炎症有关。温里药的药理研究主要针对心血管系统、消化系统、下丘脑-垂体-肾上腺皮质系统等设计实验方案。

实验九　附子对离体蛙心的强心作用（斯氏法）

【目的】学习斯氏（Straubs）离体蛙心灌注法，观察附子对离体衰竭心脏的作用。

【原理】失去了神经支配的蛙心保持在任氏液的环境中，在一定时间内仍能产生节律性兴奋和收缩活动。将心尖部通过蛙心夹连线与张力换能器相连，可记录到蛙心的收缩张力及收缩振幅。附子具有"回阳救逆"功效，其含有的强心成分消旋去甲乌药碱具有明显的强心作用，应用离体衰竭蛙心模型可明显观察到附子的强心作用。

【材料】

动物：中华大蟾蜍，50g±10g。

器材：蛙板，针，斯氏蛙心插管，蛙心夹，注射器（1mL），吸管，MedLab生物信号采集处理系统，张力换能器。

药品及试剂：4g/mL 附子水煎醇沉液，任氏液，低钙任氏液，蒸馏水。

【方法】

1. 取蟾蜍 1 只，用探针破坏其脑和脊髓，后背位固定于蛙板上，依次剪开胸部皮肤、肌肉，打开胸腔并剪断双侧骨，剪开心包膜，显示心脏。

2. 于主动脉下穿一线并打一松结，在左侧动脉沿向心方向剪 "V" 形切口，约为动脉口径的 1/2，取盛有少许任氏液的蛙心插管从此缺口向心方向插入，抵达动脉球后转向后方，同时用镊子轻提动脉球，向插管反方向上提，即可使插管尖进入心室。当见到管内液面随心跳而上下移动时就可将松结扎紧并固定，然后剪断左右侧动脉，手持斯氏插管，提起心脏，自静脉窦以下把其余的血管扎紧，在结扎线以下剪断血管，使心脏离体。用吸管吸尽管内和心室内的血液，最后使斯氏管内保留约 1mL 的任氏液。

3. 用带线的蛙心夹在心脏收缩时夹住心尖，线的另一端与张力换能器相连，经 MedLab 生物信号采集系统收集记录心脏的收缩振幅。待心脏收缩振幅稳定 15min 后，用吸管吸出套管内的正常任氏液后，换入低钙任氏液，稳定片刻，再将管内液体吸出，加入 0.5mL 低钙任氏液，当心脏收缩振幅显著减弱并平稳时，即为心衰模型。

4. 分别加入 18℃ 0.025、0.05、0.1、0.2、0.4、0.8、1.2、1.6、2.0g/mL 附子药液 20μL，使其终浓度为 0.625、1.25、2.5、5、10、20、30、40、50mg/mL，观察记录药物对蛙心心率和收缩振幅的变化，其中收缩振幅为收缩张力和舒张张力之差。

【结果】将实验数据和结果填入表 2-9。

表 2-9　附子对离体衰竭蛙心心率和收缩振幅的影响

组别	剂量/(mg/mL)	心率/(次/min)	收缩振幅/g	振幅增长/g
	—			
	0.625			
	1.25			
	2.5			
附子	5			
	10			
	20			
	30			
	40			
	50			

【注意】

1. 在离体蛙心制备过程中，避免用镊子夹持心肌。

2. 不要把血管平滑肌同其外周组织间隙误认为血管腔。

3. 斯氏插管以刚进入心室为宜，不可太深以防影响心肌收缩力。

4. 尽量自静脉窦以下把其余的血管扎紧，以免伤及静脉窦影响离体心脏的自律性。

5. 斯氏插管内的液体不宜过多，以免心脏负担过重。更换低钙任氏液时，可先将插管中的正常任氏液吸出一半，换以等量低钙任氏液。若作用不明显，再用同样方法逐渐更换低钙任氏液。

实验十　附子及其炮制品对心肌电生理的影响

【目的】观察附子及其炮制品对大鼠体表心电图的影响，分析炮制对附子心脏毒性的影响。

【原理】附子为毛茛科植物乌头子根的加工品，其生品中所含的乌头碱、新乌头碱、次乌头碱等双酯型生物碱，可致心律失常。经过浸漂、煎煮等炮制过程，使乌头碱分解破坏、毒性降低，但附子中的强心成分消旋去甲乌药碱耐热，故熟附子保留了强心作用，而毒性较生附子大大降低。

【材料】

动物：SD 大鼠，体重 200g±20g，雄性。

器械：电子天平，注射器（10mL、20mL），鼠板，SP2006 心电图分析系统（北京软隆生物技术有限公司）。

药品及试剂：20mg/mL 生附子煎液，20mg/mL 白附片煎液，20mg/mL 黑顺片煎液，生理盐水，10%水合氯醛。

【方法】

1. 大鼠分组及心电图的测定　将大鼠随机分成空白对照组、生附子组、白附片组、黑顺片组。腹腔注射 10%水合氯醛（0.35mL/100g）麻醉。将麻醉大鼠固定在鼠板上，通过四肢连接到心电解析系统，监测大鼠心电图 10min。各组大鼠十二指肠注射药物 0.6mL/100g。其中，空白对照组注射生理盐水，生附子组注射 20mg/mL 生附子煎液，白附片组注射 20mg/mL 白附片煎液，黑顺片组注射 20mg/mL 黑顺片煎液。继续监测给药后大鼠心电图 40min。

2. 统计学方法　选取心电图的六项指标进行统计，用 IBM SPSS Statistics19.0 软件进行统计学分析，组内进行配对 t 检验，$P < 0.05$ 为统计学有显著差异。

【结果】将实验数据和结果填入表 2-10。

表 2-10　生附子及其炮制品对正常大鼠心电图的影响

组别	R/ms	ST/ms	QRS/ms	RR/ms	QT/ms	QT/RR
正常组						
生附子组						
白附片组						
黑顺片组						

【注意】

1. 将动物麻醉，固定在保温台上，麻醉深度要适宜，为避免动物活动产生肌电干扰，可剃掉四肢上的毛发。

2. 心电采集时提起动物四肢上的皮肤，将准备的 4 个注射器针头（或针灸针）穿过皮下，不要插入肌肉内。

3. 设备长时间不使用时，务必取出放大器内充电电池和校正器内的干电池；充电电池需要每隔 1 个月充电一次，保持电池内有一定的电量。

第五节　理气药实验

理气药能疏畅气机，调整脏腑功能，具有行气止痛、疏肝、降逆平喘等功效，主要用于气滞和气逆等证。从现代医学的角度看，气滞或气逆证多与消化系统疾病如消化不良、溃疡病、肠易激综合征（IBS）、胆道疾病、急性或慢性肝炎、肠炎、痢疾等临床症状表现相似。其病因主要是内脏平滑肌的运动功能紊乱，或表现为功能亢进如呕吐、腹泻、喘咳、痛经等，或表现为抑制如胀气、便秘等。理气药具有广泛药理作用，药理研究主要针对调节胃肠运动、调节消化液分泌、抗溃疡、促进胆汁分泌、调节子宫平滑肌、松弛支气管平滑肌，及影响心血管系统功能等方面设计实验方案。

实验十一　舒肝丸对小鼠胃排空运动的影响（比色法）

【目的】学习小鼠胃排空的实验方法，观察舒肝丸对胃排空运动的作用。

【原理】定量给小鼠灌胃甲基橙溶液，一定时间后，通过测定动物胃中残留甲基橙的吸光度，以甲基橙胃残留百分率为指标，可以观察药物对小鼠胃排空运动的影响。舒肝丸具有疏肝和胃，理气止痛的功效，其作用与调节胃肠运动有关。

【材料】

动物：ICR 小鼠，体重 20g±2g，雄性。

器材：离心机，722 型分光光度计，注射器。

药品及试剂：0.1g/mL 舒肝丸混悬液，0.1% 的甲基橙溶液，$NaHCO_3$ 溶液（蒸馏水配成 5% 的溶液），蒸馏水。

【方法】

1. 将禁食不禁水 12h 小鼠随机分为正常对照组和舒肝丸组，各组小鼠灌胃药物 0.2mL/10g。其中，空白对照组灌胃生理盐水，舒肝丸组灌胃 0.1g/mL 舒肝丸混悬液。

2. 给药后 40min，每只小鼠灌服 0.1% 甲基橙溶液 0.2mL，20min 后脱臼处死动物，剖腹摘取胃置于加有 10mL 蒸馏水的小烧杯内。

3. 用小剪刀沿胃大弯剪开胃，将胃内容物充分洗于蒸馏水中，用 $NaHCO_3$ 溶液调节 pH 至 6.0～6.5，倒入刻度离心管，以 2000r/min 离心 10min。

4. 取上清液用 722 型分光光电比色计（波长 420nm）比色，用蒸馏水调零，测量溶液的光密度，测得的光密度为胃中甲基橙光密度。

5. 以 0.1％甲基橙 0.2mL 加入 10mL 蒸馏水摇匀后测量其光密度，作为基数甲基橙光密度，并按下列公式计算甲基橙胃残留率。甲基橙胃残留率的高低可反映胃排空的快慢。

$$甲基橙胃残留率（\%）=\frac{胃甲基橙光密度}{基数甲基橙光密度}\times100\%$$

【结果】将实验数据和结果填入表 2-11。

表 2-11 舒肝丸对小鼠胃排空的影响

组别	剂量/(g/kg)	胃甲基橙光密度	胃甲基橙残留率/％
正常对照组	—		—
舒肝丸组	0.1		

【注意】

1. 实验前小鼠须严格禁食，禁食时间以 12h 为宜，时间过长动物由于过于饥饿，会自食粪便，干扰实验结果。

2. 甲基橙灌胃量要准确，灌胃甲基橙所用针头要圆滑，否则易损伤食管或胃血管造成出血影响比色。

3. 须通过确认胃无残留中药，才能进行实验，以免中药本身颜色对测定的干扰；若采用口服给药，应考虑制剂的特点。

实验十二 青皮对家兔离体肠平滑肌的影响

【目的】学习离体肠平滑肌的制备方法，观察青皮对离体肠平滑肌运动的作用。

【原理】消化道平滑肌具有自动节律性，富于伸展性，对化学物质、温度变化及牵张刺激较敏感等生理特性。离体肠平滑肌置于适宜的液体中，仍能进行节律性活动，并对温度、pH、环境变化表现不同的反应。因此，当给予相应药物（如受体兴奋剂或受体阻断剂）于灌流液中时，平滑肌舒缩活动也发生相应变化。将青皮水煎液加入营养液中，可观察到其对胃肠平滑肌自发性收缩活动的影响。

【材料】

动物：家兔。

器材：恒温平滑肌槽实验装置 1 套（麦氏浴管、恒温水浴装置、万能支架、充气球胆、通气钩），生物信号采集系统，张力换能器，计算机，注射器等。

药品及试剂：1g/mL 青皮水煎液，0.1％乙酰胆碱，0.1％硫酸阿托品，台式液。

【方法】

1. 恒温浴槽的准备 调节恒温浴槽装置，在麦氏浴管加入 30mL 营养液，设置恒温工作点在 37℃。

2. 制备标本　用木槌猛击兔头枕部枕骨致死，立即剖开腹腔，找出胃幽门与十二指肠交界处，由此取 20～30cm 的肠管。先将与该肠管相连的肠系膜沿肠缘剪去，再将拟取肠管两端分别用线结扎，于结扎两端内侧剪断，取出肠段，置于台式液中轻轻漂洗，当肠内容物基本洗净后，将肠管分成数段，每段长 2～3cm，两端各系一条线，保存于供氧的 35℃左右的台氏液中。

3. 标本安装　将肠段置于恒温灌流仪的标本槽部分（内槽），肠段一端连于通气钩上，另一端与张力换能器相连，轻轻放入恒温麦氏浴槽中，连接记录仪。此连线必须悬空。调节橡皮管上的螺旋夹，控制通气量在每秒 1～2 个气泡。

4. 启动生物机能实验系统，点击菜单"实验项目"，选择"离体肠肌运动"，调用以设置好仪器参数的文件，开始采样观察。

5. 观察项目

（1）观察正常离体小肠平滑肌收缩的节律、波形和幅度。注意：收缩曲线的基线升高，表示小肠平滑肌紧张性升高；收缩曲线下降，表示紧张性降低。将肠段置于 25℃的台氏液中，观察小肠运动的反应，当效应明显后再换入 42℃台氏液，观察收缩活动的变化。

（2）青皮水煎液的作用　用移液器吸入 0.8mL 稀释的青皮水煎液，观察小肠运动的反应。观察到明显效应后，立即从排水管放出浴槽内含青皮水煎液的台氏液，加入新鲜的温台氏液，如此反复 3 次，以洗涤或稀释残留的青皮水煎液成分，待小肠运动恢复后，进行下一项。

（3）乙酰胆碱的作用　按上述方法加入 0.1% 乙酰胆碱 0.2mL，观察到明显收缩效应后，立即加入青皮水煎液，观察小肠运动的反应。观察到明显效应后，立即从排水管放出浴槽内含乙酰胆碱和青皮水煎液的台氏液，加入新鲜的温台氏液，如此反复 3 次，以洗涤或稀释残留的药物成分，待小肠运动恢复后，进行下一项。

（4）阿托品的作用　按上述方法加入 0.1% 硫酸阿托品 0.2mL，观察到明显效应后，立即加入青皮水煎液，观察小肠运动的反应。

（5）根据所描记的曲线分析实验结果　测量给药前后 3min 小肠肌条的收缩频率（每 min 的收缩波次数）和收缩幅度，计算给药前后变化百分率。

【结果】将实验数据和结果填入表 2-12。

表 2-12　青皮对家兔离体肠平滑肌收缩频率和振幅的影响

组别	肠收缩频率/(次/min)			收缩幅度/cm		
	给药前	给药后	变化率	给药前	给药后	变化率
青皮组						
乙酰胆碱+青皮组						
硫酸阿托品+青皮组						

【注意】

1. 剪取肠管、冲洗、固定肌条标本，操作必须规范，以免损伤肌条。

2. 调节好恒温平滑肌槽的气量大小，气泡细小而均匀，以免影响记录曲线。

3. 每加完一组药物后，用37℃台式液反复冲洗，待肌条自发活动稳定后，再加入另一组药物，两组加药间隔时间为20~30min。

4. 暂时不用的肠管应浸泡在通氧气的冷台式液中。

实验十三　香附对大鼠胆汁分泌的影响

【目的】学习大鼠胆管插管和收集胆汁的方法，观察香附水煎液对胆汁分泌的作用。

【原理】胆汁由肝细胞分泌后储存于胆囊中，经胆总管流入十二指肠。胆汁的分泌排泄与消化功能有密切关系。大鼠为无胆囊动物，可在近肝门处的胆总管内插管引流并收集胆汁，以动态观察肝分泌胆汁的情况。香附能够疏肝理气、散结化滞，其功能与促进胆汁的排泄作用有关。

【材料】

动物：SD大鼠，体重200g±20g，雄性。

器材：大鼠固定板，胆汁引流管（外径1mm的塑料管），注射器，刻度离心管，天平等。

药品及试剂：2g/mL香附水煎液，0.1mg/mL去氢胆酸钠溶液，1%戊巴比妥钠，生理盐水。

【方法】

1. 将禁食不禁水12h的大鼠随机分为空白对照组，去氢胆酸钠组和香附水煎液组。各组大鼠腹腔注射1%戊巴比妥钠0.3mL/100g麻醉后，仰位固定在固定板上。

2. 沿腹正中线切口约2cm，打开腹腔，找到胃幽门部。翻转十二指肠，在十二指肠降部肠系膜中找到白色有韧性的胆管。

3. 在胆管下穿2根丝线，结扎乳头部，向肝方向作"V"形切口。插入塑料管即可见有淡黄绿色胆汁流出，结扎固定塑料管，用刻度离心管收集胆汁。

4. 手术后用止血钳夹闭腹腔，以盐水纱布覆盖。术后20min后，收集30min胆汁，然后各组大鼠十二指肠注射药物1mL/100g。其中，空白对照组注射生理盐水（阴性对照组），去氢胆酸钠组注射0.1mg/mL去氢胆酸钠溶液，香附水煎液组注射2g/mL香附水煎液。

5. 给药后每30min收集胆汁一次，共2~3次。记录胆汁流量，并计算给药后胆汁流量增加百分率。

$$胆汁流量增加百分率 = \frac{给药后最高胆汁流量 - 给药前胆汁流量}{给药前胆汁流量} \times 100\%$$

【结果】将实验数据和结果填入表2-13。

表 2-13　香附对大鼠胆汁分泌的影响

组别	剂量/(g/kg)	给药前	给药后/(mL/30min)			胆汁流量增加百分率/%
			30min	60min	90min	
生理盐水组	—					
去氢胆酸组	0.001					
香附水煎液组	20					

【注意】

1. 切开皮肤及腹膜时若出血较多,应先止血。

2. 作"V"形切口时注意勿将胆管切断。

3. 注意保持引流管畅通,切勿弯曲堵塞。

实验十四　陈皮对大鼠胃酸分泌的影响

【目的】学习大鼠胃液收集及胃酸的分析方法,观察陈皮对大鼠胃液分泌的作用。

【原理】胃液是重要的消化液,由胃黏膜中的壁细胞、主细胞和黏液细胞所分泌,包括胃酸等成分。胃液量和成分受多种生理因素的影响,胃的病变可使胃液分泌发生改变,通过胃液分泌及成分分析实验,可观察理气药的治疗作用。本实验通过收集胃液,以酸碱滴定法测定胃酸的含量。陈皮能够健脾理气助消化,通过促进胃酸分泌,增加胃蛋白酶活性而起到助消化作用。

【材料】

动物:SD 大鼠,体重 200g±20g,雄性。

器材:滴定管,灌胃针头,注射器,离心管,离心机,手术剪,缝合针,缝合线,持针器,精密 pH 试纸(pH=0.5~5.0)。

药品及试剂:1g/mL 陈皮水煎液,酚红指示剂,25mmol/L 氢氧化钠,1%戊巴比妥钠,蒸馏水。

【方法】

1. 将大鼠随机分为空白对照组和陈皮水煎液组,各组大鼠分别灌服生理盐水和 1g/mL 陈皮水煎液,灌胃容积 1mL/100g,共 3 天。其中空白对照组灌胃生理盐水,陈皮水煎液组灌胃 1g/mL 陈皮水煎液。末次给药后,均禁食不禁水 24h。

2. 各组大鼠腹腔注射 1%戊巴比妥钠 0.3mL/100g 以麻醉大鼠,沿腹中线剪开一小口。轻轻找出胃,在无血管区结扎幽门,再由十二指肠给药 1 次。缝合腹壁切口。

3. 2h 后,拆线开腹结扎贲门,取出胃,擦净血迹,沿胃大弯侧把胃剪开,倾出胃内容物,收集到离心管中。

4. 用精密 pH 试纸测胃内容物 pH,再以 3000r/min 速度离心沉淀 10min,精确记录胃液量。

5. 取上清胃液 1mL,加酚红指示剂 1 滴,用 25mmol/L NaOH 进行中和滴定，直至胃液摇晃出现樱桃红色 2s 内不消失作为终点，记录消耗的 NaOH 液量。重复滴定两次，然后按下式计算：

$$总酸度（mmol/mL）＝25×耗去的 NaOH 液量的平均值（mL）$$

$$总酸排出量（mmol/h）＝总酸度（mmol/mL）×胃液总量（mL）/2h$$

【结果】将实验数据和结果填入表 2-14。

表 2-14 陈皮对大鼠胃酸分泌的影响

组别	总酸度/(mmol/mL)	总酸排出量/(mmol/h)
生理盐水组		
陈皮水煎液组		

【注意】

1. 禁食期间，鼠笼要垫高，防止大鼠异食。

2. 开腹结扎幽门的手术动作要轻，切口要小，时间要短，尽量减少手术的干扰。

3. 结扎幽门后的时间应掌握在 2h 内，过长会出现胃出血或胃溃疡等现象。

实验十五　香砂和胃丸对幽门结扎型胃溃疡大鼠的影响（幽门结扎造模法）

【目的】学习大鼠幽门结扎法胃溃疡模型的复制，观察香砂和胃丸对大鼠胃溃疡的作用。

【原理】幽门结扎可导致胃液中的胃酸和胃蛋白酶滞留于胃腔内损伤胃黏膜，引起急性胃溃疡。香砂和胃丸具有健脾开胃，行气化滞的功效，可抑制幽门结扎型胃溃疡的形成。

【材料】

动物：SD 大鼠，180g±20g，雄性。

器材：大鼠固定板，手术剪，手术刀，镊子，缝针，持针器，缝线，注射器，纱布，放大镜。

药品及试剂：0.4g/mL 香砂和胃丸混悬液，1% 戊巴比妥钠，10% 甲醛溶液，消毒用碘酒，酒精。

【方法】

1. 幽门结扎型溃疡

（1）将大鼠随机分为空白对照组和香砂和胃丸组，各组大鼠灌胃药物 1mL/100g。其中，空白对照组灌胃生理盐水，香砂和胃丸组灌胃 0.4g/mL 香砂和胃丸混悬液。

（2）末次给药后，均禁食不禁水 48h。在 1% 戊巴比妥钠（0.3mL/100g）的麻醉下，自胸骨剑突下沿腹中线剪开腹壁，切口约 2～3cm。用手指轻轻向上推左侧肋缘部位，使胃暴露于切口，找到幽门和十二指肠的连接处，结扎幽门（结扎过程中，避免用器械钳夹胃体，否则溃疡极易在钳夹处发生），然后缝合切口。

（3）18h后处死大鼠并解剖，结扎贲门和幽门，取出胃，浸于10%的甲醛固定30min。

（4）沿胃大弯剪开胃壁，将胃外翻，用乳头吸管轻轻冲掉食物残渣。计算溃疡指数。

2. 溃疡指数的计算

（1）溃疡程度：按病变情况，分为4级：

一级（糜烂）d（溃疡直径）<1mm

二级（小溃疡）1mm<d<3mm

三级（大溃疡）d>3mm。

四级（有穿孔）

（2）溃疡指数：通过溃疡面积中心量取最大纵径和横径，用公式 $S = \pi \times (d_1/2) \times (d_2/2)$ 计算。式中 S 为溃疡面积，π 为圆周率，d_1 为通过溃疡中心量取的最大纵径，d_2 为通过溃疡中心量取的最大横径。由溃疡面积对照溃疡指数标准（见表2-15-1），便可查出。

表 2-15-1　溃疡指数标准 （mm²）

溃疡面积	0	1～8	9～24	25～63	64～120	121～168	>169
溃疡指数	0	1	2	3	4	5	6

【结果】将实验数据和结果填入表2-15-2。

表 2-15-2　香砂和胃丸对幽门结扎造模法致大鼠胃溃疡的影响

组别	剂量/(g/kg)	溃疡程度	溃疡指数
模型对照组	—		
香砂和胃丸组	4.0		

【注意事项】

1. 幽门结扎型溃疡若所用大鼠体重超过180g，则禁食时间为48～72h，这样胃溃疡发生率高，禁食时间较长。

2. 大鼠胃壁分为瘤胃、胃体和胃窦3部分。幽门结扎型溃疡多发生于瘤胃，为圆形或椭圆形。

3. 在全部实验过程中，每只大鼠要单独放在一个笼内，笼底铁丝网眼大小以使粪便更容易排出为宜，防止因动物相互咬伤或嚼咽粪便等而影响溃疡形成。

4. 在手术过程中，勿伤及胃壁血管，牵扯幽门和用器械钳夹胃壁，器械对胃的刺激处，易形成溃疡，干扰实验。

实验十六　橘皮对醋酸型胃溃疡大鼠的影响（醋酸造模法）

【目的】学习醋酸法致胃溃疡模型的复制，观察橘皮对大鼠胃溃疡的作用。

【原理】以一定浓度的醋酸在胃窦部腹侧壁由胃的浆膜侧直接注入胃的黏膜下，

形成化学因子侵袭性溃疡。橘皮可促进醋酸性溃疡愈合。

【材料】

动物：SD 大鼠，180g±20g，雄性。

器材：大鼠固定板，手术器械，微量注射器，纱布，放大镜。

药品及试剂：3g/mL 橘皮水煎液，1％戊巴比妥钠，10％醋酸，10％甲醛溶液，消毒用碘酒，酒精。

【方法】

1. 将大鼠在半空腹状态下随机分为空白对照组，模型对照组和橘皮水煎液组。

2. 腹腔注射 1％戊巴比妥钠 0.3mL/100g 进行麻醉，仰卧位固定于手术台上。剪掉腹壁被毛，在剑突下腹部正中切口 2.0～2.5cm，用弯止血钳在肝下方将十二指肠轻轻勾出，并将腺胃部轻轻拉到腹外，在胃的腹侧面，胃体部与幽门窦交界处，用微量注射器从浆膜面进针 0.4～0.5mm 注入药物 0.05mL，其中空白对照组注入生理盐水，模型对照组和橘皮水煎液组注入 10％醋酸（形成丘疹）。将胃轻轻送回，关腹。

3. 手术次日起，各组大鼠灌胃药物 0.6mL/100g，连续给药 2 周。其中，空白对照组和模型对照组灌胃生理盐水，橘皮水煎液组灌胃 3g/mL 橘皮水煎液。

4. 处死，开腹，结扎贲门和幽门，取出胃浸于 10％的甲醛，固定 30min。沿胃大弯剪开胃壁，将胃外翻，倒掉内容物，用乳头吸管轻轻冲掉食物残渣。

5. 溃疡呈圆形或椭圆形，中心凹陷，四周微隆起，密布毛细血管。已愈合的溃疡，周围稍有隆起，表面红润，可见愈合的痕迹。

6. 用溃疡的最长径和最短径的均值表示溃疡指数，并计算溃疡愈合的百分率。

$$溃疡愈合百分率（\%）=\frac{模型组溃疡直径均值总和-给药组溃疡直径均值总和}{模型组溃疡直径均值总和}\times100\%$$

【结果】将实验数据和结果填入表 2-16。

表 2-16　橘皮对醋酸型胃溃疡大鼠胃溃疡的影响

组别	溃疡指数/mm	抑制率/％
模型对照组		—
橘皮水煎液组		

【注意】

1. 醋酸必须注入浆膜下层，并在浆膜面可见形成丘疹，如注入胃腔内将不形成溃疡。

2. 实验过程中应尽量无菌操作，以避免细菌性腹膜炎。

3. 个别动物可因发生穿孔，引起腹膜炎，或因形成脏器粘连、手术等因素抵抗力下降而死亡，一般在实验初期有 10％～20％的死亡率。

第六节　止血药实验

凡能促进血液凝固而用于止血的药物，称为止血药。适用于各种原因所致血液不循经脉运行而溢出脉外的病证，如咯血、衄血、咳血、便血、尿血、崩漏（子宫出血）及创伤出血等。止血药主要通过增强体内凝血因素或抑制抗凝血因素，收缩血管而促进血液凝固，达到止血目的。止血药的现代研究，应针对出、凝血时间，凝血和抗凝、纤溶和抗纤溶，血小板数量和功能，血管的收缩功能等设计实验方案。

实验十七　云南白药对小鼠出血时间的影响（断尾法）

【目的】学习断尾法检测出血时间的实验方法，观察云南白药的止血作用。

【原理】生理止血是指正常情况下小血管受损后引起的出血在几分钟内自然停止的现象。生理止血避免了血液的流失，保证机体正常生命活动的进行，是体内的重要保护机能之一。生理性止血主要包括以下三个过程：①受损局部的小血管收缩，使血流量减少；②损伤部位血小板激活发生黏附、聚集和释放反应形成松软的血小板栓；③血液凝固启动形成牢固的止血栓。小血管从损伤出血开始到出血自行停止的时间为出血时间，而在体外血液发生凝固所需的时间为凝血时间。出血时间和凝血时间的长短反映了机体的生理止血功能是否正常。通过观察经切割致血管破损后从血液自然流出至自然停止的时间，评价药物止血作用的强弱。云南白药能够缩短出血时间，减少出血量。

【材料】

动物：ICR 小鼠，体重 20g±2g，雄性。

器材：组织剪，秒表。

药品及试剂：33.4mg/mL 云南白药混悬液，生理盐水。

【方法】

1. 将小鼠随机分为空白对照组和云南白药组，每组 10 只，各组小鼠灌胃该药物 0.2mL/10g，连续 4 天。其中空白对照组灌胃生理盐水，云南白药组灌胃 33.4mg/mL 云南白药混悬液。

2. 末次给药后 1h，各鼠分别剪去尾长的 1/4，血液自然溢出开始计时，用画有 10mm 的方块滤纸每隔 30s 轻吸出血液，直至出血自然停止，记下出血时间，计出血量（以滤纸染血面积计）。

【结果】将实验数据和结果填入表 2-17。

表 2-17　云南白药对小鼠断尾出血时间及出血量的影响

组别	剂量/(g/kg)	出血时间/s	出血量/mm²
生理盐水组			
云南白药组			

【注意】

1. 本实验受实验环境的温度影响，适宜温度为 15℃。

2. 亦可先注射肝素，30min 后再做剪尾测定出血时间。

实验十八 白芨对小鼠凝血时间的影响（毛细玻管法）

【目的】学习毛细玻管法检测凝血时间的实验方法，观察白芨的凝血作用。

【原理】小鼠给药后一定时间，取其血液在毛细玻璃管内折断时出现血凝丝所用时间为指标，即可判明白芨缩短凝血时间的作用。白芨是收敛止血药，通过增强血小板第Ⅲ因子活性，缩短凝血活酶生成时间，抑制纤溶酶的活性，从而缩短小鼠的正常凝血时间，达到止血之效。

【材料】

动物：ICR 白鼠，体重 20g±2g，雌雄各半。

器材：毛细玻璃管（内径 1mm，长 10cm），秒表。

药品及试剂：0.2g/mL 白芨水煎液，生理盐水。

【方法】

1. 将取小鼠随机分为空白对照组和白芨水煎液组，各组小鼠灌胃药物 0.2mL/10g。其中，空白对照组灌胃生理盐水，白芨水煎液组灌胃 0.2g/mL 白芨水煎液。

2. 1h 后用毛细玻璃管插入小鼠眼内眦球后静脉丛，深 4～5mm，轻轻转动再缩回。

3. 自血液流入管内开始计时，血液注满后取出毛细管平放于桌上，每隔 30s 折断两端毛细管约 0.5cm，并缓慢向左右拉开，观察折断处是否有血凝丝，至血凝丝出现为止，所历时间即为血凝时间，数据的平均值即为该鼠的血凝时间。

【结果】将实验数据和结果填入表 2-18。

表 2-18 白芨对小鼠凝血时间的影响

组别	剂量/(mg/10g)	凝血时间/s
生理盐水组	—	
白芨水煎液组	40	

【注意】

1. 凝血时间可受室温影响，温度愈低，凝血时间就愈长。本实验室温最好在 15℃左右。

2. 测试用的毛细玻璃管内径最好为 1mm，并均匀一致。

3. 毛细玻璃管采血后不宜长时间拿在手中，以免影响实验结果。

实验十九 三七对家兔血浆复钙时间的影响

【目的】学习血浆复钙时间检测的实验方法，观察三七对凝血因子的作用。

【原理】在有脱钙抗凝剂枸橼酸钠的血液中，再加入钙离子，使其重新恢复凝血作用，如血浆中含有的内凝系统所需要的凝血因子减少，加钙后血浆凝固所需的时间，即复钙时间则会缩短。三七能明显缩短血浆复钙时间，显示其止血功效。

【材料】

动物：家兔。

器材：内径8mm、长10mm试管，离心机，恒温水浴箱，秒表。

药品及试剂：0.3g/mL三七，0.025mol/L氯化钙溶液，生理盐水。

【方法】

1. 血浆制备　家兔静脉取血4.5mL，加入放有枸橼酸钠溶液0.5mL的离心管内，混匀后以1000r/min离心10min，分离血浆备用。

2. 测定血浆复钙时间　取试管5支，每管加入混合血浆和生理盐水各0.1mL，随即放入37℃水浴中温育1min，然后各加入氯化钙溶液0.1mL。混匀后再放入37℃水浴中，同时开始计时。1min后每隔15s缓慢倾斜试管1次。记录自加Ca^{2+}至纤维蛋白形成，液面不动所需时间，计算5支试管均值，即为对照组血浆复钙时间。

3. 观察药物的作用　采用上述方法中，每管加入混合血浆和0.3g/mL三七0.1mL，计算三七血浆复钙时间。

【结果】将实验数据和结果填入表2-19。

表2-19　三七对家兔血浆复钙时间的影响

组别	血浆复钙时间/min
生理盐水组	
三七粉组	

【注意】

1. 血标本若有轻度溶血，复钙时间可缩短。

2. 采血后放置时间越长，复钙时间越短。

3. 离心血浆时速应适当，过速可使大量血小板沉淀，成为无血小板的血浆，复钙时间延长。

实验二十　三七对家兔凝血酶原时间的影响

【目的】学习凝血酶原时间检测的实验方法，观察三七对凝血因子的作用。

【原理】纤维蛋白原、凝血酶原、组织凝血活酶及Ca^{2+}是外凝系统中四大要素，其中纤维蛋白原及Ca^{2+}很少变动，因此凝血时间长短主要受凝血酶原和组织凝血活酶的影响。若在凝血过程中加入过量的组织凝血活酶及Ca^{2+}，以排除此两种因素的影响，则凝血时间的长短便和凝血酶原及其他因子含量有关。三七明显缩短血浆凝血酶原时间，显示其止血作用可能与影响凝血因子有关。

【材料】

动物：家兔。

器材：内径 8mm、长 10mm 试管，离心机，恒温水浴箱，秒表。

药品及试剂：三七注射液 0.3g/mL、枸橼酸钠溶液 38mg/mL、氯化钙溶液 0.025mol/L、生理盐水。

【方法】

1. 血浆制备　家兔静脉取血 1.8mL，放入加有枸橼酸钠溶液 0.2mL 的离心管内，混合后以 3000r/min 离心 10min，分离血浆备用。

2. 测定凝血酶原时间　取试管 5 支，每管分别加入兔脑粉浸出液（凝血活酶）和氯化钙溶液各 0.1mL，再加入兔血浆 0.1mL。混匀后立即放入 37℃ 水浴中温育，同时开始计时。每隔 2~3s 倾斜试管 1 次，记录纤维蛋白凝固、液面不动所需时间，求出均值。

3. 观察药物的作用　家兔肌内注射三七注射液 1~2mL/kg，30min 后测定凝血酶原时间，与给药前进行比较。

【结果】将实验数据和结果填入表 2-20。

表 2-20　三七注射液对家兔凝血酶原时间的影响

凝血酶原时间/s	
给药前	给药后

【注意】

1. 水浴温度要严格控制，温度变化能影响凝血酶时间。

2. 在充分照明条件下观察，每份样本最少要重复作 5 次，求出均值，以提高实验结果的准确度。

实验二十一　血余炭对大鼠白陶土部分凝血活酶时间的影响

【目的】学习凝血活酶时间检测的实验方法，观察血余炭对凝血因子的作用。

【原理】以脑磷脂代替血小板，白陶土为活化剂，与血浆混合，温育在 37℃ 水浴中，能激活因子Ⅻ和Ⅵ，在钙离子的参与下，与血浆中凝血因子相互作用，缩短凝固时间。血余炭有收敛止血作用，能显著地缩短大鼠白陶土部分凝血活酶时间，显示其止血作用可能与影响内源性凝血系统有关。

【材料】

动物：大鼠。

器材：电热恒温水浴锅，秒表 2 只，颈总动脉插管，动脉夹。

药品及试剂：血余炭粗晶液 2.5mg/mL，维生素 K_1 注射液 10mg/mL，生理盐水。

【方法】

1. 无血小板血浆制备　取 250g 左右雄性大鼠 1 只，腹腔注射乌拉坦 1.4g/kg 麻醉后，分离两侧颈总动脉，插管备放血。取一小试管加入 3.8% 枸橼酸钠溶液 0.2mL，加正常大鼠全血 1.8mL，混匀，以 3000r/min 离心 8～10min，分离血浆，待测。

2. 白陶土部分凝血活酶时间（KPTT）测定 取一小试管，内加入充分混匀白陶土部分凝血活酶试液 0.1mL，再加入待测血浆 0.1mL，摇匀，置 37℃ 水浴内，立即开动第一只秒表，在水浴中孵育 3min，其间轻轻振摇试管，再加入已预温 0.025mol/L 氯化钠溶液 0.1mL，同时开动第二只秒表，仍置于 37℃ 水浴中不断振摇，至 20s 时取出试管轻轻倾斜（观察间歇时仍应将试管放在水浴中）直至白陶土颗粒聚集变粗，凝固成块，记录时间，每份标本均重复一次，取二次平均值，为给药前正常大鼠白陶土部分凝血活酶时间。

3. 观察药物的作用 从大鼠股静脉注射下列各药，2.5mg/mL 血余炭粗晶液 10mg/kg。10mg/mL 维生素 K_1 注射液 3mL/kg（稀释 10 倍），生理盐水 1mL/鼠，测定给药后 15min 后白陶土部分凝血活酶时间。

【结果】将实验数据和结果填入表 2-21。

表 2-21　血余炭对大鼠白陶土部分凝血活酶时间的影响

药物名称	剂量/(mg/kg)	KPTT/s	
		给药前	给药后
血余炭	10		
维生素 K_1	30		
生理盐水	—		

【注意】

1. 本实验可采用大鼠或家兔。

2. 取静脉血或动脉血时应避免气泡。

3. 血浆标本放置不宜超过 3h，孵育时间不宜小于 3min 及缓冲液 pH＞7.3 或 pH＜7.3 均可使结果不稳定，故应严格控制条件。

4. 活化剂白陶土因规格不一，其致活能力亦不同，若正常大鼠白陶土部分凝血活酶时间延长，表示白陶土部分凝血活酶悬液质量不佳。

5. 分离血浆 3000r/min 离心 8～10min，务必除去血小板。

6. 操作时倾斜试管的角度应保持一定大小，否则结果差异可以很大

实验二十二　蒲黄对家兔血小板黏附性的影响（血小板黏附性测定仪）

【目的】学习血小板黏附性的检测实验方法，观察蒲黄对血小板黏附的作用。

【原理】血小板具有黏附于异物、伤口或粗糙表面的特性。当血小板与异物接触，则可引起细胞内颗粒释放；微管、微丝系统发生收缩，血小板发生形变。这种变形的血小板即具有黏附性。这是血小板在止血过程和血栓形成过程中十分重要的特性，也是血小板的一个重要功能——黏附功能。血小板在体外可黏附于玻璃等异物表面，故可用旋转玻璃球装置以测定血小板黏附性。利用旋转玻璃球内壁作为粗糙面，使血小板与之接触，触发其形变而黏附其上；分别计数血液黏附实验前后之血小板的数目，则可计算出血小板黏附率，从而反映血小板的黏附性。蒲黄具有化

瘀止血的作用，其中黄酮类化合物为蒲黄抗血小板聚集的主要成分，可降低兔血小板黏附性。

【材料】

动物：家兔。

器材：血小板黏附性测定仪，全自动血球分析仪，注射器，吸管，试管，长颈玻璃球瓶。

药品及试剂：0.8g/mL 蒲黄总黄酮溶液，注射用生理盐水，血小板稀释液（尿素 10g，枸橼酸钠 0.5g，甲醛 0.1mL 加水至 100mL），3.8% 枸橼酸钠溶液。

【方法】

1. 分组与给药　将家兔随机分为空白对照组和蒲黄组，各组家兔灌胃药物 1mL/kg，每天 2 次，连续 3 天。其中，空白对照组灌胃生理盐水，蒲黄组灌胃 0.8g/mL 蒲黄总黄酮溶液。

2. 血小板黏附性测定　接通仪器电源，开启控温开关，将测定温度稳定在 37℃；耳中动脉取血 1.8mL，加入含有 3.8% 枸橼酸钠 0.2mL 的硅化刻度管中混匀；用 1mL 吸管吸 1mL 抗凝血，注入长颈玻璃球瓶中，将玻璃球放入血小板黏附性测定仪，以 3.7r/min 速率旋转 15min，取下玻璃球，分别吸取黏附前与黏附后的血样，作血小板计数，按下列公式计算血小板黏附率。

$$血小板黏附率（\%）= \frac{黏附前血小板数 - 黏附后血小板数}{黏附前血小板数} \times 100\%$$

【结果】将实验数据和结果填入表 2-22。

表 2-22　蒲黄对血小板黏附性的影响

药物名称	血小板黏附率/%		抑制百分率/%
	给药前	给药后	
正常对照组		s	
蒲黄组			

【注意】

1. 实验应选用相同容量的长颈玻璃球瓶，以减少接触面积变化对血小板黏附率的影响。

2. 除长颈玻璃球瓶外，实验用的玻璃器具均需用 1% 乙醚-甲基硅油溶液，进行硅化处理；也可以用一次性塑料器具。

3. 适当选用抗凝剂，以枸橼酸钠、EDTA 为宜，且应注意抗凝剂与血液的比例应尽量准确。

4. 血样不易久置，应于 15～25min 内测定完毕。

实验二十三　三七素对大鼠血小板聚集的影响（比浊法）

【目的】学习血小板聚集率的检测实验方法，观察三七素对血小板黏附的作用。

【原理】富血小板血浆（简称 PRP）是一种胶体溶液，呈轻度浑浊，当一束光线通过时，透光率与浊度成反比。若在搅拌状态下，加入引起血小板聚集的物质（ADP、胶原、肾上腺素等），部分血小板聚集呈颗粒状，未聚集、散在的血小板数减少，浊度降低，透光率增加。血小板聚集程度越高，浊度下降及透光率增加越明显。以贫血小板血浆（简称 PPP）的透光强度作为 100％聚集，PRP 的光强度作为 0％聚集，把随血小板聚集及解聚产生的透光强度的变化（即浊度变化），通过光敏元件转换为电变化，以曲线式记录下来，就成为定量地和动态地显示血小板聚集的程度和速度以及时间上变化的客观指标。

【材料】

动物：SD 大鼠，体重 200g±20g，雄性。

器材：LBY-NJ4 型血小板聚集仪，硅化离心管，微量进样器（10μL、200μL）。

药品及试剂：4mg/mL 三七素溶液，注射用生理盐水，胶原（100mg/mL），凝血酶（20U/mL），枸橼酸钠溶液（3.8%）。

【方法】

1. 给药前眼眶后静脉丛取血测定血小板聚集率，根据血小板聚集率水平及体重将大鼠随机分为空白对照组和三七素生理盐水溶液组，各组大鼠腹腔注射药物 0.1mL/10g。其中，空白对照组注射生理盐水，三七素组注射 4mg/mL 三七素溶液。给药后 30min（秒表准确计时），腹主动脉取血，测定血小板聚集率。

2. 血小板聚集率测定（Born 氏比浊法）3.8%枸橼酸钠溶液抗凝（血∶抗凝剂＝9∶1），500rpm 离心 5min，取上清部分即富血小板血浆（PRP），剩余部分 3000rpm 离心 10min，取上清部分即贫血小板血浆（PPP）。PRP 中血小板计数为 $4.0 \times 10^5/mm^3$ 左右。测定孔内，经 PPP 标定后，将盛有 200μL PRP 及 1 小磁棒的比浊管置于血小板聚集仪中，37℃保温 1min，在搅拌情况下加入诱导剂诱导聚集。所用诱导剂的终浓度为：凝血酶（0.76U/mL）、胶原（4.8mg/L）。根据仪器自动打印出来的聚集曲线及最大聚集率分析药物对血小板聚集的影响。

【结果】将实验数据和结果填入表 2-23。

表 2-23　三七素对血小板聚集的影响

诱导剂	组别	剂量/(mg/kg)	胶原		
			药前	药后30min	差值
胶原	空白对照组				
	三七素组	40			
凝血酶	空白对照组				
	三七素组	40			

【注意】

1. 取血技术应熟练，取血后迅速使血与抗凝剂混匀，血液与抗凝剂的比例应严格控制在 9∶1，混匀时须轻摇动，否则血小板聚集性较差。

2. 血标本要加盖塞紧，尽量避免空气中 CO_2 进入样品液中，导致 pH 上升，且不能有溶血现象。

3. 标本必须在 4h 内完成测定。

4. 向测量杯中加液和搅拌小棒时，均不能有气泡。

5. 血小板聚集性测定温度以 37℃ 为宜，低于或高于 37℃，聚集性均会减弱。

6. 取血前动物应禁食 12～18h。

第七节 活血化瘀药实验

活血化瘀药是指以疏通血脉、祛除瘀血为主要功效的药物，临床用于治疗血瘀证。导致血瘀证的原因涉及多方面，主要与气虚、气滞、寒邪、内外伤等因素有关，其临床表现以疼痛、肿块、出血、瘀斑等为主要特征。现代研究证明，血瘀证与血液循环、血液高黏状态、血小板活化和黏附聚集、血栓形成、血管硬化、组织和细胞代谢异常、免疫功能障碍等多种病理生理改变有关。活血化瘀药的药理研究主要针对增加器官血流量、改善血液流变学、扩张血管、抗血栓形成、改善微循环等方面设计实验方案。

实验二十四 川芎对小鼠耳郭微循环障碍改善研究

【目的】学习显微镜下进行动物微循环观察方法，观察川芎提取物改善微循环的作用。

【原理】借助显微镜，选择小鼠耳郭部位，直接观察微循环状态，包括检测血管直径，血流速度，毛细血管开放量以及直接观测微循环中血细胞流态。

【材料】

动物：ICR 小鼠，体重 20g±2g，雄性。

器材：WX-9 型微循环显微镜。

药品及试剂：0.2g/mL 川芎水煎液，0.02g/mL 地奥心血康，盐酸肾上腺素注射液，0.3％戊巴比妥钠溶液，生理盐水。

【方法】

1. 将小鼠按体重随机分为空白对照组，地奥心血康组和川芎水煎液组。各组小鼠灌胃药物 0.1mL/10g，每日 1 次，连续 5 日。其中，空白对照组灌胃生理盐水，地奥心血康组灌胃 0.02g/mL 地奥心血康，川芎水煎液组灌胃 0.2g/mL 川芎水煎液。

2. 末次给药后 30min，以 0.3％戊巴比妥钠溶液（0.1mL/10g）麻醉，除空白对照组外，皮下注射盐酸肾上腺素（0.8mg/kg），随即将小鼠腹部向下固定在小鼠观察台上，脱去耳郭毛，调节耳托高度，使耳廓平展在耳托上，在耳郭表面滴加少许液体石蜡。

3. 用微循环显微仪观察给药后 30、60、90min 小鼠耳廓微循环细动脉（A）、细静脉（V）口径，分别记录给药后 30、60、90min 小鼠耳郭毛细血管交叉网开放数量。

【结果】将实验数据和结果填入表 2-24。

表 2-24　川芎对小鼠耳廓微血管口径及毛细血管交叉网的影响

组别	A 血管口径/μm			V 血管口径/μm			毛细血管交叉网/μm		
	30min	60min	90min	30min	60min	90min	30min	60min	90min
对照组									
川芎水煎液组									
地奥心血康组									

【注意】

1. 麻醉的深浅对耳郭微循环的影响较大，往往因麻醉的深浅而产生明显差异。因此，应该按照小鼠的体重严格计算麻醉药量。

2. 保持小鼠体温（37±1）℃至关重要。麻醉小鼠体温下降会造成耳郭微循环障碍，产生误差。保持小鼠体温的办法可利用电热垫或者超级恒温水浴的循环水。

3. 因耳郭鼠毛会影响观察效果，透射光观察时应去毛。

4. 血管口径采用显微测微尺测量；毛细血管开放数量采用毛细血管与 1mm 横线相交的交叉点来表示。

实验二十五　丹参注射液对血瘀证模型大鼠肠系膜微循环的影响

【目的】掌握肾上腺素和冷刺激致血瘀模型的制备方法；熟悉肠系膜微循环显微观察方法；了解急性血瘀动物肠系膜微循环的变化及丹参注射液对肠系膜微循环的影响。

【原理】微循环是指微动脉与微静脉之间的微血管血液循环。不同的组织器官有各自不同的微血管构形，由此组成各自的微循环单位。微循环障碍主要指微血管与微血流水平发生的功能或器质性紊乱，从而造成微循环血液灌注的障碍。动物肠系膜菲薄，透光性好，血管丰富，显微镜下可以清楚地看到肠系膜小动脉、细动脉、毛细血管、细静脉、小静脉的分布和走行，能观测到生理或病理状态下血管管径的收缩和舒张、血流的改变、红细胞、白细胞、血小板的黏附、聚集和血栓形成的过程等。肠系膜是研究各种微循环病理生理变化的首选部位，许多活血化瘀的方药都具有改善微循环的作用，丹参是活血化瘀类中药的一个主要药物，借助微循环显微观察系统，直接观察毛细血管的数量和形态，血细胞在血管内的流动状态，以及毛细血管周围状态，了解丹参对微循环的影响。

【材料】

动物：SD 雄性大鼠。

仪器：微循环显微观察系统，冷光源、恒温水浴，手术器材，注射器。

药品及试剂：丹参注射液。

【方法】

1. 模型的制备　大鼠皮下注射 10％肾上腺素 0.8mL/kg 两次，间隔 4h。并于首次注射肾上腺素后 2h，将大鼠于 4℃冰水中浸泡 5min，取出晾干。

2. 动物分组及给药　模型制备完毕并禁食 12h 后，将大鼠随机分为空白对照组、模型对照组及丹参注射液组，各组大鼠腹腔注射药物 0.6mL/kg。其中，空白对照组和模型对照组注射生理盐水，丹参组注射丹参注射液。

3. 肠系膜微循环观察　动物禁食、麻醉，打开腹腔后，将回盲部肠系膜轻轻拉出，并置于盛有台式液恒温灌流槽上，观察肠系膜微循环变化。

【结果】

1. 流速测定　取毛细血管前细动脉（直径 10μm 左右）以及与之对应的静脉为观察对象，进行流速测量，每只大鼠选取两个部位，每个部位测量 3 次取平均值。线流：血流快，呈光滑的索状，毫无颗粒感；线粒流：血流快，呈光滑的索状，稍有颗粒感；粒线流：血流较快，连续成线，有明显颗粒感；粒流：血流较快，轴流，缘流混杂，如泥沙流；粒缓流：血流呈泥沙状，连续缓慢流动；粒摆流：血流呈泥沙状，前后摆动，仍能流动；停滞：血流停滞不动。

2. 微血管管径测定　对血管管径（DA_1、DV_1）进行测定，同时测定第三级分支动脉（直径 25μm 左右）及与之相对应的微静脉管径（DA_2、DV_2）。两个级别血管各测定两个部位，每个部位测量 3 次取平均值，最后求其动静脉管径比值。

3. 毛细血管网交点记数　计算面积为 1mm^2 的固定区域中毛细血管与边界（血管）的交点数。

【结果】将实验数据和结果填入表 2-25。

表 2-25　丹参注射液对血瘀证模型大鼠肠系膜微循环的影响

组别	流速	血管管径/μm		微静脉管径/μm		毛细血管网交点(1mm^2)
		DA_1	DV_1	DA_2	DV_2	
对照组						
模型对照组						
丹参注射液组						

【注意】

1. 温度对肠系膜微循环影响较大，应保持活体肠系膜标本在 37℃。

2. 腹部切口以 1.5～2cm 为宜，切口过大肠管易涌出影响观察，切口过小寻找观察部位不便且影响循环。

实验二十六　川芎对血瘀模型大鼠血液流变性的影响

【目的】学习血液流变学的检测方法及肾上腺素合并冷刺激致血瘀模型的制备方法，观察川芎水提物对血瘀大鼠血液流变学的影响及作用机制。

【原理】给大鼠皮下注射大剂量肾上腺素模拟暴怒时机体状态，以冰水浸泡模拟寒邪侵袭，两者综合可复制急性血瘀证，模拟动物血液流变学异常现象。血液流变学异常时血液表现为"浓、黏、凝、聚"等现象。**浓**，指血液中的各种血细胞数量增加，表现为血液浓缩，血浆渗出，血细胞比容增加，红细胞聚集性增加，红细胞压积增加，血浆蛋白、血脂含量升高；**黏**，指血液黏稠度增加，表现为血浆黏度增加，全血和血浆比黏度增加；**凝**，指血液的凝固性增加，表现为血液中聚集型血小板的数目增多，阻塞微血管，加速凝血过程，血细胞沉降速度加快；**聚**，指红细胞聚集力增加，表现为血流速度减慢，切变率降低，红细胞电泳时间延长，红细胞表面负电荷减少，使红细胞彼此靠拢而发生聚集。川芎水提物具有改善血瘀模型大鼠血液流变性的作用。

【材料】

动物：SD 大鼠，雄性，200g±20g。

试剂：川芎水提物（实验前配成所需浓度的水溶液），10mg/mL 阿司匹林溶液，盐酸肾上腺素注射液。

主要器械：LBY-NJ4 型血小板聚集仪，LBY-XC-40B 全自动红细胞沉降率测定仪，LBY-N6K 自清洗快测血流变仪，购自北京普利生仪器有限公司。

【方法】

1. 急性血瘀模型的制备及给药

将大鼠随机分为空白对照组，模型对照组，阿司匹林组（0.10g/kg），川芎水提物低剂量组和高剂量组，各组大鼠灌胃药物 1mL/100g，连续 6 天。于第 7 次给药后，除生理盐水组外，各组动物皮下注射盐酸肾上腺素注射液（Adr）0.08 mg/kg，共 2 次，间隔 4h，在 2 次注射 Adr 之间（第 1 次注射后 2h），将大鼠置于冰水中浸泡 5min，造成血瘀证模型。于手术前 30min 给药 1 次，以 10％水合氯醛麻醉（300mg/kg，ip）。仰位固定，腹主动脉取血。用 3.8％的枸橼酸钠或肝素钠生理盐水溶液（500U/mL）按抗凝剂与取血量比例 1∶9 立即混匀抗凝，检测血液流变学的各项指标。

2. 血小板聚集功能测定

（1）准备工作：开机在室温条件下预热 30min，使温度升至 37℃。

富含血小板血浆（PRP）制备：枸橼酸钠抗凝血标本用水平离心机 500rpm，离心 5min，小心吸取上层富含血小板血浆，并计数其血小板数量。

贫血小板血浆（PPP）制备：将上述已吸取过 PRP 的血再次离心，3000rpm，离心 10min，小心吸取上层无血小板的血浆备用。

富含血小板血浆（PRP）中血小板数量调整：计数 PRP 中血小板数量后，将血小板数调整为 $\leqslant 200 \times 10^9$/L。

血小板聚集诱导剂二磷酸腺苷（ADP）的准备：ADP 临用前用复溶液进行 1∶1 比例的复溶，小量分装后，于-20℃以下低温保存。

（2）操作步骤：在测定样品杯中加入一粒搅拌子和 300μLPRP 置恒温孔中预热 5min 备用。在另一方杯中加入 300μLPPP 备用。将仪器调至 TEST 状态，在测试通道中插入 PPP 方杯，按确认键或相应的通道键，仪器自动检测零点，窗口显示 P25（举例）该数值为 PPP 血浆中血小板的相对浓度，待数值稳定后按确认键或相应的通道键。取出 PPP 方杯，放入 PRP 方杯，当窗口显示 R256（举例）时，该值表示被测血浆中（PRP）血小板的相对浓度，待数值稳定后，按确认键或相应的通道键后窗口显示 ADP。用微量进样器吸取 10μLADP 加入杯底，按确认键或相应的通道键，仪器进入测试血小板聚集状态，窗口显示血小板最大聚集率。

3. 红细胞沉降率测定

开机自检。仪器进入 MONITOR 显示状态，对应通道显示为 NONE 时，将枸橼酸钠抗凝血加入一次性血沉管（至刻度线下）的垂直插入测试孔内，自动扫描过程启动，自动完成测定。

4. 全血黏度测定

（1）提前开机预热（一般为 10～15min），使仪器温度达到检测要求（37℃±0.2℃）。

（2）采集的血液加肝素钠，立即颠倒充分混匀制备抗凝血。室温静置 10min 进行黏度测定。

（3）参数设置 切变率设置：仪器液晶显示屏主菜单选"参数"，按"确认"键，进入参数设置菜单；选"切变率"，按"确认"键，显示切变率设置菜单。移动光标进行各切变率设定。选用 $10s^{-1}$（低切）、$200s^{-1}$（高切）二个切变率。清洗设置：参数设置菜单，选"清洗"，按"确认"键，进行设置。

（4）全血黏度测试 主菜单，选"全血"按"确认"键，显示全血加样菜单，根据提示，加入 1mL 抗凝血，按任意键，进入全血测试工作菜单，测定结束显示各切变率下数值，注意及时记录。

【结果】将实验数据和结果填入表 2-26。

表 2-26 川芎水提物对血瘀模型大鼠血液流变性的影响

组别	剂量/(g/kg)	血小板聚集率/%	红细胞沉降率/(mm/h)	全血黏度/(mPa·s)	
				低切($10s^{-1}$)	高切($200s^{-1}$)
空白对照组	—				
模型对照组	—				
阿司匹林组	0.10				
川芎水提物	0.45				
川芎水提物	0.90				

【注意】

1. 血小板聚集功能测定时，微量进样器加样必须插到杯底再加样。初次用离心机制备样本时，应对样本进行血细胞计数，测量血小板数量，以确定合适的离心力和离心时间。贮存 ADP 时必须要冷冻，使用时复溶后应放在冰袋上，以确保 ADP 有效。

2. 全血黏度测定时，采用禁食12h的空腹血。采集的血液注入肝素抗凝管后，立即颠倒充分混匀（忌用力振荡），避免凝血和溶血。血样于室温贮存，采血后10min 左右进行黏度测定，血样贮存时间不应超过 4h，若存入 4℃冰箱可延长至

12h。加样时要将加样器出口紧贴液槽内壁向下缓慢注入，以免混入气泡影响测量结果。

实验二十七　丹红注射液对脑缺血小鼠血流灌注的影响

【目的】学习激光散斑血流成像仪观察脑血流的方法，观察活血化瘀药改善微循环的作用。

【原理】PeriCam PSI 血流成像仪基于激光散斑对比分析（Laser Speckle Contrast Analysis，LASCA）技术，可对大面积组织进行实时的血流动态成像监测，丹红注射液，主要成分丹参、红花等，注射液，有活血化瘀，通脉舒络的功效，本实验观察丹红注射液对脑缺血小鼠血液灌流的影响。

【材料】

动物：雄性 ICR 小鼠，清洁级，体重 20g±2g。

器材：小鼠手术器械（眼科镊、眼科剪、缝合线等），小鼠鼠板。

药品及试剂：丹红注射液，0.9％生理盐水，3％水合氯醛。

【方法】

1. 动物分组与给药　将小鼠随机分成假手术对照组，模型对照组，丹红注射液组。各组小鼠腹腔注射药物 0.5mL/只。其中，假手术对照组和模型对照组注射生理盐水，丹红注射液组注射丹红注射液。

2. 小鼠脑缺血模型制备　小鼠腹腔注射 3％水合氯醛 0.16mL/10g 进行麻醉，分离右侧颈总动脉，给药 30min 后结扎。

3. 激光散斑成像仪检测皮层血流灌注

（1）小鼠麻醉，暴露颅骨，以矢状缝为中心，用记号笔标记；左右脑各选取一个感兴趣区域，用激光散斑描记 20s，记录左右脑平均血流量。

（2）各组给药后，分离右侧颈总动脉，放置线栓。

（3）给药 30min 后，结扎，假手术组放置线栓但不结扎，立即用激光散斑描记 20s，记录左右脑平均血流量。

（4）给药 50min，结扎 20min 后，用激光散斑描记 20s，记录左右脑平均血流量。

（5）给药 70min，结扎 40min 后，用激光散斑描记 20s，记录左右脑平均血流量。

（6）给药 90min，结扎 60min 后，用激光散斑描记 20s，记录左右脑平均血流量。

4. 统计方法　收集左右脑平均血流量，计算左右脑差值，差值首先进行正态性检验，符合正态分布的数据资料以平均值±标准差表示。利用 SPSS19.0 统计软件进行数据分析，不同组和不同时间点的比较采用双因素方差分析。

【结果】将实验数据和结果填入表 2-27。

表 2-27 丹红注射液对脑缺血小鼠血流灌注的影响

分组	结扎后不同时间血流量/(mm/s)							
	0min		20min		40min		60min	
	左	右	左	右	左	右	左	右
假手术对照组								
模型对照组								
丹红注射液组								

【注意】

根据实验要求设置激光散斑监测距离（推荐 10～25cm）监测面积的设定脑血流（3cm×3cm），采样频率根据实验要求进行设定。

实验二十八　川芎嗪对脑缺血小鼠血脑屏障的保护作用

【目的】应用伊文思蓝灌注技术并结合脑组织伊文思蓝含量测定，观察川芎嗪对小鼠血脑屏障通透性改变的影响。

【原理】血脑屏障由脑微血管内皮细胞、基膜和胶质细胞足突组成，是一个介于血液、脑及脊髓之间的通透性较低的有选择性通过能力的动态界面，生理条件下，血脑屏障在维持脑的内环境及脑与外周信息和物质传递中发挥重要作用。伊文思蓝是一种经典的血脑屏障通透性示踪剂，它与血清蛋白结合形成伊文思蓝白蛋白，不能透过完整的血脑屏障。当血脑屏障通透性增加时，伊文思蓝随血管内的蛋白成分进入组织间隙，其渗出量与血脑屏障开放程度呈正相关。伊文思蓝灌注后，通过对脑组织中渗入的伊文思蓝含量进行定量分析，则可计算蛋白的渗出量，可作为判断血脑屏障通透性改变的一种定量指标。川芎嗪可透过血脑屏障，具有扩张脑血管，显著增加脑血流量，改善微循环等作用。

【材料】

动物：小鼠

器械：电子天平（美国 Adventurer 公司，AR11400），离心机（Eppendorf 公司，centrifuge 5810R），匀浆器（美国 BD 公司），酶标仪（BIO-RAD，680 型），注射器，眼科镊，蛙板，手术剪，小鼠灌胃器。

药品及试剂：川芎嗪注射液，伊文思蓝，甲酰胺分析纯。

【方法】

1. 将小鼠随机分为假手术对照组，假手术加川芎嗪组，模型对照组和模型对照加川芎嗪组，各组小鼠腹腔注射药物 0.1mL/10g。其中，假手术对照组和模型对照组注射生理盐水，假手术加川芎嗪组和模型对照加川芎嗪组注射川芎嗪注射液。给药后，麻醉小鼠，分离双侧颈总动脉并结扎，造成小鼠不完全性脑部缺血，30min 后，尾静脉注射 2.5%伊文思蓝溶液 0.1mL/10g。

2.1h 后，常规胸腹联合切口，经左心室插管，进行生理盐水心内灌注，直到流出清亮液体，取脑（左右脑分开），称重。1mL 甲酰胺中浸泡，45℃水浴孵育 24h，离心 15000rpm，20min。

3. 取上清液在酶标仪上于波长 620nm 处比色，根据标准曲线计算出甲酰胺中伊文思蓝含量 g/mL，再除以脑湿重，即为脑组织中伊文思蓝含量（ug/g）。

【结果】将实验数据和结果填入表 2-28。

表 2-28　川芎嗪对脑缺血小鼠血脑屏障通透性的影响

组别	剂量/(mg/kg)	伊文思蓝含量/(g/mL)	脑湿重/g	脑中伊文思蓝含量/(ug/g)
假手术组	—			
假手术＋川芎嗪组	20			
模型组	—			
模型＋川芎嗪组	20			

【注意】

1. 给药至处死动物的时间必须准确。

2. 心脏灌注时，开胸要把肋骨提起，平头针插入左心室后稍许打开输液器开关并迅速剪开充盈的右心耳，用动脉夹将心室和平头针一起钳夹固定，灌流液滴速不能太快以免冲破血管。

实验二十九　赤芍总苷注射液对线拴法致局灶性脑缺血大鼠脑血流量的影响（激光多普勒方法）

【目的】学习激光多普勒血流仪观察血流的方法，观察赤芍改善脑灌注的作用。

【原理】线拴法致局灶性脑缺血大鼠模型是目前大鼠脑缺血/再灌注模型中比较稳定、比较成功的模型。实验可反映药物对脑缺血后血脑屏障通透性及组织生化反应过程，是观察缺血性中风病药物疗效的主要实验。用激光多普勒血流仪测定大鼠大脑中动脉供血中心缺血区各时间点的局部脑血流量（rCBF）的变化。赤芍总苷能增加大鼠微循环中毛细血管的开放数量，增大微动脉和微静脉的口径，改善血液流变学的作用。

【材料】

动物：SD 大鼠，雄性，200g±20g。

器材：HX200 动物呼吸机，激光多普勒血流仪。

药品及试剂：赤芍总苷注射液（赤芍苷大于 80%），复方丹参注射液，水合氯醛，多聚甲醛。

【方法】

1. 造模　大鼠以 10% 水合氯醛（3.5mL/kg，腹腔注射）麻醉，仰卧固定，沿左颈侧做约 1.5cm 皮肤切口，分离右侧颈总动脉（CCA）、颈内动脉（ICA）及颈外动脉（ECA），结扎 ECA 与 CCA，用动脉夹夹闭 ICA 远心端后，迅速于 ECA 与 ICA 分叉处作一切口，插入一端加热成光滑球形并涂多聚赖氨酸的尼龙线（直径为 0.25mm），插入深度为 18±1mm，实现大脑中动脉阻塞导致脑缺血。结扎入口处，留线，缝合皮肤。2h 后轻轻提拉所留线头至略有阻力，实现大脑中动脉再灌注，造模完成。在缺血 2h 和再灌注 1h 内注意维持大鼠体温在 36.5～37.5℃。

假手术组大鼠麻醉后不作中动脉插线外，其余操作同上。

2. 给药 造模成功（脑血流监测可见脑血流数值会骤然下降）各组大鼠舌下静脉注射药物，其中，假手术对照和模型对照组注射生理盐水，复方丹参组注射复方丹参注射液，赤芍总苷组注射赤芍总苷注射液。

3. 观测局部脑血流量 用激光多普勒血流仪测定大鼠大脑中动脉供血中心缺血区各时间点的局部脑血流量（rCBF）的变化。动物俯卧，沿颅骨正中偏左切开皮肤及皮下组织，于左侧距中线 5mm，前囟后 1.5mm 处钻 1 个直径 2mm 的小孔，该点位于大脑中动脉栓塞后大脑皮层缺血中心区。沿小孔插光纤探头固定于大脑皮层表面，连续监测 MCAO 前（基础值）、MCAO 后 0、10、20、30、40、60、120 和 180min 的 rCBF。

【结果】将实验数据和结果填入表 2-29。

表 2-29 赤芍总皂苷对脑缺血大鼠血流灌注的影响

组别	栓塞前局部脑血流量 (rCBF)	栓塞后局部脑血流量(rCBF)							
		0min	10min	20min	30min	40min	60min	120min	180min
假手术组									
模型对照组									
复方丹参注射液									
赤芍总苷注射液									

【注意】

1. 本实验操作有难度，需要动作熟练的人员完成，否则实验结果不稳定。

2. 观察受试药物对大鼠实验性脑缺血的影响，通过脑指数、脑含水量、血液 SOD、MDA 等生化指标，阐明其治疗缺血性脑血管病的药理作用及特点。

实验三十 丹参对大鼠体外血栓形成的作用（血栓称重法）

【目的】学习体外血栓的制备及测量方法，观察丹参抑制血栓形成的作用。

【原理】1985 年，CHANDLER 发明了在体外形成人工血栓的装置。以塑料管弯成环管，注入血液，以 17r/min 转速转动，当该圆环在垂直平面上顺时针旋转，角速度为 ω，在圆环右边的下弯月面下降，而圆环左边的上弯月面上升；这样造成较大的液面差，从而产生了一个重力差以推动圆环内血液流动。根据流体力学分析，圆环内的血液流动是一个复杂的三维流动，而由此产生的回流在下弯月面上有一个中心主流的冲击，这种冲击可启动血小板聚集进而形成血栓，而产生的血栓因其重量的影响，使下弯月面进一步下降，上弯月面进一步上升。对这种体外经人工形成的血栓进行组织学研究，发现它与体内形成的动脉血栓组织结构十分类似。其头部主要为白细胞和血小板的聚集体，亦有纤维蛋白和一些红细胞，因其质地柔韧而颜色略淡，被称作白血栓；血栓体部主要由纤维蛋白网架充塞以大量红细胞而构成，色泽红润，充盈饱满，故称红血栓；血栓尾部纤维蛋白含量减少，使其结构较为疏松。丹参具有疏通血脉，祛除瘀血的功效，能够明显减少血栓形成。

【材料】

动物：SD 大鼠，雄性，200g±20g。

器材：体外血栓形成仪，硅化注射器，硅胶血栓管，恒温干燥箱，电子天平，培养皿，眼科镊子，分规，刻度尺。

药品及试剂：1g/mL 丹参水溶液，生理盐水。

【方法】

1. 动物分组与给药　将大鼠随机均分为空白对照组和丹参组，各组大鼠灌胃药物 1mL/100g。其中，空白对照组灌胃生理盐水，丹参组灌胃 1g/mL 丹参水溶液。1h 后进行体外血栓形成实验。

2. 体外血栓形成实验方法

(1) 接通电源，打开控制温度开关，将控温指针调到 37℃。校准控温指针，使"测满开关"于测位，调整控温指针至 100℃，使"测满开关"复位。当控温指针至 37℃时，即可取血测定。

(2) 用硅化注射器取血 2mL，注入已标号刻度线（1.8mL）的硅胶血栓管中，套紧血栓管装入体外血栓形成仪中，启动转盘，用秒表或定时钟计时。

(3) 转动 15min 后，停机，取下血栓管环，打开，将管内血液及形成的血栓一同迅速倾倒在预先铺好滤纸的培养皿上。

(4) 用眼科镊轻提起血栓头，令其自然下垂移放在干燥滤纸上，刻度尺测量血栓长度（mm）。

(5) 用眼科镊轻提起血栓头放在干燥滤纸上，令其表面鲜血被吸干。

(6) 将滤纸预先剪成 50mg 的小片，取一片，在纸片角上注明编号，将血栓盘放在小滤纸片上，用精密天平称重，将所得重量减去纸片重量，即为血栓湿重（mg）。

(7) 将放有血栓的纸片放入玻璃培养皿，置恒温烤箱中，于 64℃ 20～30min 烤干。

(8) 取出烤箱中的干燥血栓，仍用精密天平称取血栓干重（mg）。干燥血栓可置干燥风凉处长期保存。

【结果】将实验数据和结果填入表 2-30。

表 2-30　丹参对大鼠体外血栓形成的影响

组别	血栓长度/mm	血栓湿重/mg	血栓干重/mg
生理盐水组			
丹参组			

【注意】

1. 实验用血栓管最好选用硅胶管，此外，硅胶管耐热性、抗老化性优于塑料管。

2. 新的硅胶管在投入使用前，应先标定容量刻度。取 2mL 注射器，蒸馏水，细尖记号笔。用注射器吸取 1.8mL（或 1.6mL）蒸馏水注入硅胶血栓管，使一端液面与血栓管口平齐，用记号笔标出另一端液面在血栓管中的位置，做一个容量刻度标记。将液体倾向血栓另一端管口，标出另一个容量标记。这样，在实验中，无论从血栓管哪一端注入血液，当血液到达这一端血栓管的容量刻度标记时，恰好注入了 1.8mL（或 1.6mL）血液。这样可方便操作，也减少硅胶管管径的粗细不匀而使注入血液量不等造成的误差。

3. 硅胶管用过后，应用柔和的清洁剂、细软毛刷清洗，用蒸馏水冲后，自然风干，勿用烤箱烘干。

4. 仪器的温度要恒定，保持 37℃。温度对体外血栓的形成有一定的影响。

5. 测量血栓长度时，要尽量令血栓自然下垂，移到干燥滤纸上测量，切勿拖拉。

6. 测量血栓湿重时，要吸干血栓表面的鲜血，将血栓移到干燥滤纸上血栓周围不再有血迹溢漏时，即可测量。

实验三十一　血府逐瘀汤抗大鼠实验性动-静脉旁路血栓形成的作用（丝线称重法）

【目的】学习动-静脉旁路血栓的制备及测量方法，观察血府逐瘀汤抑制血栓形成的作用。

【原理】本实验利用大鼠体外颈总动脉-颈外静脉血流旁路法形成血小板血栓。动脉血流中的血小板当接触丝线的粗糙面时黏附在线上，血小板聚集物环绕线的表面形成血小板血栓，血小板的黏附聚集功能受到抑制时，形成血栓的重量就较轻。因此，从血栓重量可测知血小板的黏附聚集功能。血府逐瘀汤能活血化瘀，行气止痛，具有抗大鼠血栓形成作用。

【材料】

动物：SD　大鼠，雄性，200g±20g。

器材：手术钳，丝线（4 号、7 号），聚乙烯管（内径 1mm、2mm），动脉夹。

药品及试剂：血府逐瘀汤水提液，12500U/mL 肝素注射液，3% 戊巴比妥钠，生理盐水。

【方法】

1. 将大鼠按体重随机分为 3 组，即模型组、阿司匹林 40mg/kg 组、血府逐瘀汤组，各组动物连续灌胃给药 5 天，每日给药容积为 10mL/kg，第 5 天给药后 1h 施行手术，空白对照组给予等容积蒸馏水。

2. 将大鼠腹腔注射戊巴比妥钠 0.05g/kg，气管内插聚乙烯管以便清除气管内分泌物，并分离右颈总动脉及左颈外静脉（图 2-2）。在三段聚乙烯管的中段放入一根长 5cm 的 4 号手术丝线。生理盐水溶液充满聚乙烯管腔，当聚乙烯管的一端插入左颈外静脉，然后再将聚乙烯管的另一端插入右颈总动脉。打开动脉夹，血液从右颈总动脉流至聚乙烯管，返回左颈外静脉。先于颈外静脉按 1mL/kg 注射生理盐水或血府逐瘀汤水提液，2min 内注完。20min 后制作血栓模型，并开放血流 15min 后，中断血流，迅速取出丝线称重。按下列公式计算血栓形成抑制率。

$$抑制率（\%）=\frac{对照组血栓重-给药组血栓重}{对照组血栓重}\times100\%$$

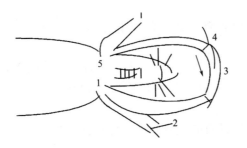

图2-2　大鼠实验性血栓模式图

1—插入颈外静脉
2—聚乙烯管，内径1mm，长10cm
3—聚乙烯管，内径2mm，长8cm
4—手术线
5—插入颈总动脉

【结果】将实验数据和结果填入表 2-31。

表 2-31　血府逐瘀汤抗大鼠实验性动-静脉旁路血栓形成的影响

组别	剂量/(mg/kg)	血栓重量/mg	抑制率/%
空白对照组			—
血府逐瘀汤组			30

【注意】

1. 手术过程中要求迅速，操作熟练。
2. 注意及时吸出气管分泌物，保持呼吸道通畅。

实验三十二　复方丹参片对异丙肾上腺素致心肌缺血大鼠心电图的影响

【目的】学习异丙肾上腺素致心肌缺血大鼠模型的制备方法，观察复方丹参片对缺血心脏心电图的作用。

【原理】异丙肾上腺素（ISO）能兴奋 β_1 受体，使心肌兴奋性提高、收缩加快、心率加快、代谢旺盛，增加心肌耗氧量，造成心脏负荷过重，同时它还能兴奋 β_2 受体，使外周血管扩张、回心血量减少、动脉压降低、冠脉流量减少而导致心肌缺血状态，以心电图 ST 段及 T 波产生的变化为指标。

【材料】

动物：SD 大鼠，180g±20g，雄性。

器材：SP2006 心电图采集与分析系统，2.5mL 注射器。

药品及试剂：10mg/mL 异丙肾上腺素生理盐水溶液，1%戊巴比妥钠，复方丹参片（实验前配成所需浓度的水溶液）。

【方法】

1. 将大鼠随机分为正常对照组，心肌缺血模型组和复方丹参片组，各组大鼠灌胃药物 1mL/100g，每天 1 次。

2. 除正常组外，于第 12 天给药后，建立急性心肌缺血模型。大鼠腹腔注射异丙肾上腺素 30mg/kg，1 次/天，连续 3 天。正常对照组大鼠腹腔注射等容积生理盐水。

3. 末次给药 10min 后，腹腔注射 1% 戊巴比妥钠 0.3mL/100g 进行麻醉。四肢接心电导联电极：右上肢-红、左上肢-黄、左下肢-绿、右下肢-黑。记录 II 导联心电。

4. 判断心肌缺血的心电图标准：ST 段水平向下或向上偏移≥0.1mv；T 波高耸超过同导联 R 波的 1/2；T 波高耸伴 ST 段移位；出现异常 Q 波；心动过速、早搏或其他心律失常；大鼠心电图改变具备以上条件之一者即可判断为心肌缺血阳性。

5. 测量给药组、心肌缺血模型组与正常对照组之间的心电 ST 段上移及 T 波升高的变化，评定药物的抗心肌缺血的作用。

【结果】将实验数据和结果填入表 2-32。

表 2-32　复方丹参片对异丙肾上腺素致心肌缺血大鼠 ST 段及 T 波的影响

组别	剂量/(g/kg)	ST 段上移/mm	T 波增高/mm
生理盐水组	—		
模型组	—		
复方丹参片组	0.9		

【注意】

1. 给予异丙肾上腺素的剂量，可根据其效价调整，以出现明显阳性心电图改变为准。

2. 异丙肾上腺素注射速度不同会影响室性心律失常的出现持续时间。注射速度应均值，静脉注射应控制在 5s 内注射完毕。

3. 注射大剂量异丙肾上腺素会导致大鼠急性心肌缺血损伤，出现 J 点明显下移的室性期前收缩、短暂室性心动过速等心律失常，室早首次发生时间应以此变化为判定标准。

4. 记录心电图的时间可根据示波器所见异常情况决定。

实验三十三　益母草提取物对缩宫素诱导的小鼠离体痛经模型的影响

【目的】学习缩宫素致离体痛经模型的制备方法及小鼠离体子宫收缩曲线的描记方法，观察益母草对离体子宫收缩的作用。

【原理】缩宫素对子宫平滑肌有选择性兴奋作用，不仅可直接作用于子宫肌细胞引起子宫收缩，还可以刺激子宫内膜细胞释放 PGF 引起痛经。以缩宫素为造模药物建立原发性痛经模型是常用的子宫痉挛性类痛经反应的病理模型。利用 HV-4

离体组织器官恒温灌流系统，可充分保证离体子宫的生理活性，排除多种因素的干扰，从而可准确评价药物对离体子宫收缩的影响。

【材料】

动物：ICR 白鼠，体重 20g±2g，雌性。

器材：注射器，玻璃皿，手术剪，手术镊，缝合线，滴管。

药品及试剂：益母草煎液 1g/mL，缩宫素注射液（10U/mL，上海禾丰制药有限公司），硝苯地平 $100\mu g/L$，离体子宫的体外营养液（NaCl 8g/L，KCl 0.2g/L，$NaHCO_3$ 1g/L，NaH_2PO_4 0.05g/L，$MgCl_2$ 0.1g/L，$CaCl_2$ 0.2g/L，glucose 1g/L）。

【方法】

1. 取未孕雌性小鼠，于实验前连续 3 天腹腔注射苯甲酸雌二醇 10mg/kg。第 4 天脱椎臼处死小鼠，剖腹取出子宫，立即置于盛有离体子宫的体外营养液的玻璃平皿中，轻柔剥离附着于子宫壁上的结缔组织和脂肪组织。用细线分别扎住子宫颈端及两侧卵巢端，将子宫颈端固定于浴槽内固定器底部小钩上，卵巢端连接在张力换能器上。置于含 10mL 离体子宫的体外营养液的浴槽内，槽内离体子宫的体外营养液的温度保持在 32℃，持续通入空气。平衡 15min，待子宫收缩稳定，自发节律恢复后，开始进行实验。

2. 记录一段正常子宫活动曲线后，加入益母草煎液 0.5mL，2min 后再加入 1mL。观察曲线的幅度，张力和频率以离体子宫的体外营养液换洗三次。

3. 待活动曲线恢复以后，加入缩宫素 5U/L，5min 后，描记 5min 收缩曲线，并立即加入益母草水煎液 1mL，2min 后再加入 1mL，观察曲线变化。见有明显对抗垂体后叶素作用后以离体子宫的体外营养液换洗三次。

4. 描述一段正常曲线后，加入垂体后叶素 1 滴，观察 5min。

5. 截取每次加药前后收缩曲线图。用于描述离体子宫收缩状态的指标有子宫收缩频率、幅度、子宫活动力、平均收缩张力等。子宫收缩频率指单位时间内子宫收缩的次数，反映了子宫周期性收缩的快慢程度；收缩幅度指描记了一段时间内子宫单次收缩峰高度的平均值，体现一段时间内子宫单次收缩强度；子宫活动力为收缩频率与收缩幅度的乘积，综合体现子宫收缩幅度与频率；平均收缩张力或者称为平均肌张力，其实质为单位时间内的曲线下面积，为一段时间内子宫收缩力的平均值，体现子宫张力的总体变化情况。

【结果】 将实验数据和结果填入表 2-33。

表 2-33 益母草提取物对缩宫素诱导的小鼠离体子宫收缩状态的影响

组别	子宫收缩状态抑制率/%			
	收缩频率	幅度	活动力	收缩张力
生理盐水组				
益母草提取物组				

【注意】

1. 制作标本的操作过程应避免过度用力牵拉以免损伤子宫组织。

2. 子宫离体后宜迅速置于充氧营养液的玻璃平皿，洗净血渍，标本操作时间越短越好。

第八节 止咳化痰平喘药实验

凡以祛痰或化解痰涎，治疗痰浊阻肺证及其他痰浊证的中药称为化痰药。能减轻或制止咳嗽、喘息症状，治疗咳嗽、哮喘的中药，称为止咳药和平喘药。咳嗽和哮喘都与痰有密切关系，因痰浊阻滞于肺，肺气壅滞，失其宣发肃降，肺气上逆而形成咳嗽和哮喘。止咳化痰平喘药的药理研究主要针对祛痰、止咳、平喘等方面设计实验方案。

实验三十四 清金止咳化痰丸对小鼠的止咳作用（氨刺激引咳法）

【目的】学习氨刺激引咳法，观察清金止咳化痰丸的止咳作用。

【原理】小鼠吸入刺激性化学物质的气雾后，刺激呼吸道感受器，反射性地引起咳嗽。凡有止咳化痰功能、抑制咳嗽中枢或降低呼吸道感受器敏感性的药物，均有止咳作用。清金止咳化痰丸具有清肺、化痰、止咳的功效。

【材料】

动物：ICR白鼠，体重20g±2g，雄性。

器材：500mL烧杯，超声雾化器和玻璃罩。

药品及试剂：0.3g/mL清金止咳化痰丸混悬液，浓氨水。

【方法】

1. 将小鼠随机分为空白对照组和清金止咳化痰丸组，在观察其呼吸及正常活动情况后，各组小鼠灌胃药物0.1mL/10g，共5天。其中，空白对照组灌胃生理盐水，清金止咳化痰丸组灌胃0.3g/mL清金止嗽化痰丸混悬液。

2. 末次给药后1h将小鼠置于倒置的500mL烧杯内，吸取0.3mL浓氨水注入50mg棉球后放入烧杯内，2min后即取出。

3. 观察和记录小鼠放入棉球后咳嗽潜伏期及取出棉球后3min内咳嗽次数（以小鼠腹肌剧烈收缩，肩背耸动伴有张嘴为咳嗽指标）。

【结果】将实验数据和结果填入表2-34。

表2-34 清金止咳化痰丸对小鼠的止咳作用

分组	剂量/(g/kg)	潜伏期/s	潜伏期延长率/%	3min内咳嗽次数	咳嗽抑制率/%
空白对照组	—		—		
清金止咳化痰丸组	3				

【注意】

1. 进行实验时，室温宜在 20℃以上，烧杯如重复使用应挥尽氨味。

2. 本法尚可采用超声雾化器将 28％氨水向 5L 玻璃罩内喷雾 5s。

实验三十五　桔梗对小鼠气管段酚红排泄量的影响

【目的】学习气管段酚红排泄量检测的实验方法，观察桔梗的祛痰作用。

【原理】小白鼠腹腔注射酚红后，部分酚红从支气管黏液腺分泌。随着气管分泌的增加，由呼吸道黏膜排出的酚红也增多，酚红在碱性溶液中呈红色，用碳酸氢钠溶液将呼吸道内排泌的酚红洗出后，用分光光度计测出酚红的排泌量，从而得知药物化痰作用的强弱。桔梗有开宣肺利咽、祛痰排脓之功效，用于咳嗽痰多，咳痰不畅等症。

【材料】

动物：ICR 白鼠，体重 20g±2g，雌雄各半。

器材：紫外可见分光光度计，手术剪，小鼠灌胃器，注射器，小试管，蛙板，棉花、缝合线。

药品及试剂：1g/mL 桔梗水煎液，5％酚红溶液（溶于生理盐水中），5％碳酸氢钠，生理盐水。

【方法】

1. 将小鼠随机分为空白对照组和桔梗组，每组 10 只，各组小鼠灌胃药物 0.2mL/10g。其中，空白对照组灌胃生理盐水，桔梗组灌胃 1g/mL 桔梗煎液。

2. 给药 30min 后，腹腔注射 5％酚红溶液 0.1mL/10g。30min 后，小鼠脱颈椎处死，仰位固定。

3. 颈部拉直，解剖分离出气管。在气管下穿一丝线，以备固定气管插管用。气管插管从甲状软骨处插入气管内约 0.3cm，用备好的丝线结扎固定。用 1mL 注射器吸取 5％的碳酸氢钠 0.6mL，通过气管插管，排注入气管内，灌洗呼吸道，用注射器将灌洗液抽出注入试管中。按上述方法操作 3 次，冲洗 9 次，合并洗出液约 1mL。

4. 灌洗液离心，取上清在波长 546nm 处测定 OD 值，根据酚红标准曲线回归方程算出其酚红浓度。

5. 酚红标准曲线制备：

（1）称取酚红 25mg，100mL 蒸馏水溶解定容，摇匀。

（2）取配制好的酚红溶液 0.05mL、0.1mL、0.15mL、0.2mL、0.25mL、0.3mL、0.35mL、0.4mL 于 25mL 容量瓶中，加 5％碳酸氢钠溶液，定容至 25mL。

（3）分光光度计在波长 546nm 处测定 OD 值，以酚红浓度为横坐标，OD 值为纵坐标，绘制酚红溶液的标准曲线。

【结果】将实验数据和结果填入表 2-35。

表 2-35　桔梗对小鼠气管段酚红排泄量的影响

组别	剂量/(g/kg)	OD(值)	气管酚红排泌量/(μg/mL)
空白对照组			
桔梗组	20		

【注意】

1. 从腹腔注射酚红溶液到处死的时间间隔应严格控制在 30min，保证结果正确。

2. 分离气管后，周围血液立即滤纸吸净，甲状腺软骨下缘及气管分支处用小血管夹夹住气管，然后再剪下，避免气管内容物流失。

3. 手术操作要轻柔，以免损伤血管。

实验三十六　小青龙汤对豚鼠的平喘作用（喷雾致喘法）

【目的】学习喷雾致喘法，观察小青龙汤的平喘作用。

【原理】哮喘是支气管高反应下出现的广泛而可逆的气道狭窄性疾病，表现为支气管平滑肌痉挛，毛细血管扩张，通透性增加，小支气管黏膜水肿，黏膜腺体分泌增加，黏液栓形成，气道变窄，呼吸困难。目前已知这些改变与组胺有密切关系。组胺是具有复杂生物学活性的物质，广泛分布于体内，在肥大细胞和嗜碱性细胞中最为集中。组胺通过气管平滑肌痉挛而诱发哮喘，实验利用磷酸组胺造成豚鼠哮喘模型，小青龙汤具有平喘的功效，对气管平滑肌痉挛具有极显著的抑制作用。

【材料】

动物：豚鼠，雄性。

器材：喷雾装置。

药品及试剂：小青龙汤水煎液，1mg/mL 磷酸组胺。

【方法】

1. 实验前一天由准备室预选体重 200g 左右豚鼠若干只，分别置喷雾箱内，以 53.3～66.6 kPa（400～500mmHg）压力喷入 1mg/mL 磷酸组胺 1mL（必要时将浓度提高到 2mg/mL）喷入装置箱内，动物在吸入以上药液后经过一定的潜伏期，即产生哮喘反应"哮喘"反应按程序可分为四级，Ⅰ级呼吸加速，Ⅱ级呼吸困难，Ⅲ级抽搐，Ⅳ级跌倒。多数动物在 90s 以内即可出现Ⅲ级或Ⅳ级反应。观察 6min 内引喘潜伏期，150s 内出现喘息性抽搐者为筛选合格。

2. 次日将预选过的"哮喘"豚鼠随机分为空白对照组和小青龙汤组，各组豚鼠灌胃药物 1mL/100g。其中，空白对照组灌胃生理盐水，小青龙汤组灌胃小青龙汤。给药后 15min，重复灌胃一次。

3. 给药后 30min，分别放入喷雾装置内按预选时抽样条件分别喷雾磷酸组胺。记录喷雾开始至症状出现的时间（以抽搐、跌倒为准）作为潜伏时间。

【结果】将实验数据和结果填入表 2-36。

表 2-36 小青龙汤对豚鼠哮喘潜伏期的影响

组别	给药剂量/(g/kg)	哮喘潜伏期/s	有效率/%
空白对照组	—		
小青龙汤组	0.78		

【注意】

1. 每只鼠每天测定一次引喘潜伏期，同一天多次测定会影响实验结果。

2. 一般观察 6min（360s），不跌倒者引喘潜伏期以 360s 计算。

3. 引喘过程中，动物一出现抽搐，即拉开箱门取出动物，必要时辅以人工呼吸，以免动物因窒息而死亡。

4. 有刺激性药物，腹腔给药减少动物呼吸，可出现假阳性结果。

第九节 安神药实验

凡以安定神志为主要功效的药物称为安神药。本类药物用于心血不足、心火亢盛等引起的心神不宁、烦躁易怒、失眠多梦、健忘、惊痫癫狂等。安神药可分为重镇安神、养心安神两类，前者多用于心神不安、惊悸不眠、烦躁易怒、惊痫等实证；后者多用于心肝血虚心神失养所致的虚烦不眠、心悸怔忡、健忘等虚证。安神药的药理研究主要针对镇静催眠、抗惊厥、改善学习记忆、脑损伤保护等方面设计实验方案。

实验三十七 酸枣仁水煎液对小鼠自主活动的影响

【目的】学习小动物活动记录仪的使用方法，酸枣仁水煎液对小鼠自主活动的作用。

【原理】自主活动是动物的生理特性之一，自主活动的多少与动物中枢神经系统的兴奋状态密切相关。通常情况下，小鼠自主活动方式有：走动、前肢向上抬举、抓痒、洗脸、舔足、嗅及咬等行为，其中，以走动、前肢向上抬举为常见。抑制中枢神经系统的药物可减少受试动物的自主活动。YLS-1C 小动物活动记录仪的高灵敏度探测元件，以非接触的形式检测出生物体辐射出的红外线能量变化、位移，并将其变化参数转换成电压信号输出，用于自动监测计数。能记录下动物真实的位移，如横向行走、纵向爬高探究。酸枣仁具有养心安神功效，具有明显的镇静、催眠作用，能减少小鼠自主活动。

【材料】

动物：ICR 白鼠，体重 20g±2g，雌、雄各半。

器材：YLS-1C 小动物活动记录仪。

药品及试剂：1g/mL 酸枣仁水煎液，生理盐水。

【方法】

1. 将小鼠放入自主活动测试仪内，适应 5min 后，开始计算时间，记录 5min 内小鼠活动次数和站立次数，作为指标评价小鼠的自主活动度。

2. 取活动次数相近的小鼠，随机分为空白对照组和酸枣仁水煎液组。各组小鼠灌胃药物 0.1mL/10g。其中空白对照组灌胃生理盐水，酸枣仁水煎液组灌胃 1g/mL 酸枣仁水煎液。

3. 给药后将小鼠放回自主活动测试仪内，每隔 5min 记录小鼠的活动次数和站立次数，每次测定 5min，连续观察至 25min。观察用药前后自主活动的变化。

【结果】将实验数据和结果填入表 2-37。

表 2-37　酸枣仁水煎液对小鼠自主活动的影响

组别	剂量/(g/kg)	活动次数					站立次数				
		给药前	给药后时间/min				给药前	给药后时间/min			
			5	10	15	25		5	10	15	25
空白对照组	—										
酸枣仁组	10										

【注意】

1. 实验开始之前仪器需预热 30min，实验小鼠给药时间和仪器测量时间必须准确，以免时间点不同造成实验的误差。

2. 实验动物体重和自主活动次数需接近，以减少每组之间的误差。

3. 动物的自主活动受多种因素的影响，如环境的声音、光线强度等，因而观察自主活动时各方面的条件尽可能一致。

4. 动物实验前禁食 12h，以增加动物的觅食活动。

实验三十八　远志对戊巴比妥钠阈下催眠剂量催眠作用的影响

【目的】学习催眠作用的实验方法，观察远志与中枢抑制药的协同作用。

【原理】戊巴比妥钠是中枢抑制药，阈下剂量产生镇静作用。远志与戊巴比妥钠具有明显的协同作用，使小鼠翻正反射消失，延长小鼠睡眠时间。

【材料】

动物：ICR 白鼠，体重 20g±2g，雄性。

器材：小鼠灌胃针，注射器，秒表。

药品及试剂：0.3% 戊巴比妥钠，0.8g/mL 远志水煎液，生理盐水。

【方法】

1. 将小鼠随机分为空白对照组和远志水煎液组，各组小鼠灌胃药物 0.1mL/10g。其中，空白对照组灌胃生理盐水，远志水煎液组灌胃 0.8g/mL 远志水煎液。

2. 30min 后，各组动物均腹腔注射 30mg/kg 戊巴比妥钠（0.1mL/10g 体重）。

3. 以小鼠翻正反射消失 1min 以上为入睡标准，记录各组 15min 内入睡鼠数。以翻正反射消失为入睡时间，翻正反射消失至恢复时间为睡眠持续时间。记录各组小鼠的入睡个数、入睡时间和睡眠持续时间。

【结果】将实验数据和结果填入表 2-38。

表 2-38　远志对戊巴比妥钠阈下剂量小鼠睡眠时间的影响

组别	剂量/(g/kg)	入睡个数	入睡时间/min	睡眠持续时间/min
空白对照组	—			
远志组	8			

【注意】

1. 戊巴比妥钠溶液要新鲜配制，久置室温低，易析出结晶，则需加热溶解后使用。

2. 戊巴比妥钠的阈下催眠剂量为 20～30mg/kg。每次实验前，都要预试，找出戊巴比妥钠的阈下催眠剂量。

3. 每次实验必须在同一时间点进行，以避免时辰的干扰。

实验三十九　酸枣仁汤对戊巴比妥钠阈剂量小鼠睡眠时间的影响

【目的】学习催眠作用的实验方法，观察酸枣仁汤与中枢抑制药的协同作用。

【原理】戊巴比妥钠是中枢抑制药，其阈剂量能产生镇静催眠作用，使小鼠翻正反射消失。镇静药能明显协同其作用，延长小鼠睡眠时间。酸枣仁汤具有养心安神的功效，有镇静、催眠作用，能明显延长戊巴比妥钠阈剂量小鼠睡眠时间。

【材料】

动物：ICR 白鼠，体重 20g±2g，雄性。

器材：小鼠灌胃器。

药品及试剂：酸枣仁汤，戊巴比妥钠。

【方法】

1. 将小鼠随机分为空白对照组和酸枣仁汤组，各组小鼠灌胃药物 0.1mL/10g。其中，空白对照组灌胃生理盐水，酸枣仁汤组灌胃酸枣仁汤水煎液。

2. 灌胃给药后 60min 腹腔注射阈剂量戊巴比妥钠（50mg/kg），以翻正反射消失为入睡时间，翻正反射消失至恢复时间为睡眠持续时间。

【结果】将实验数据和结果填入表 2-39。

表 2-39　酸枣仁汤对戊巴比妥钠阈剂量小鼠睡眠时间的影响

组别	剂量/(g/kg)	睡眠持续时间/min
空白对照组		
酸枣仁汤组		

【注意】

1. 戊巴比妥钠阈剂量一般是 50mg/kg，可适当调节为 40～70mg/kg。应根据实验条件、室温、动物品种、药物批号进行预实验决定。

2. 对照组睡眠时间调节 80～100min 为宜。

第十节 平肝息风药实验

凡以平肝潜阳、息风止痉为主要功效的药物，称平肝息风药。本类药物主要用于头晕目眩、头痛、耳鸣、项强肢颤、痉挛抽搐等。肝阳上亢证通常是由肝肾之阴不足所致，主要症状与现代临床高血压病、脑血管意外及其后遗症相似。肝风内动证，如温病热极生风，多见于乙型脑炎、流行性脑脊髓膜炎、破伤风等急性传染病引起的高热惊厥等。此外，癫痫、美尼尔病、神经官能症等亦与肝风内动有关。平肝息风药的药理研究主要从抗惊厥、抗癫痫、催眠、解热镇痛等方面设计实验方案。

实验四十 天麻素对戊四氮致小鼠惊厥作用的影响

【目的】学习抗惊厥药物的研究方法及癫痫小发作动物模型的制备方法，观察天麻素的抗惊厥作用。

【原理】戊四氮为 γ-氨基丁酸（GABA）受体阻断剂，能够促使兴奋性突触的去极化过程增强，诱导急性癫痫模型。采用戊四氮诱发的实验性癫痫模型，容易发生惊厥，可引起阵挛性（小发作）和强直性（大发作）。

【材料】

动物：ICR 白鼠，体重 20g±2g，雄性。

器材：天平，秒表。

药品及试剂：1％戊四氮溶液，20mg/mL 天麻素溶液，生理盐水。

【方法】

1. 将小鼠随机分为空白对照组和天麻素组，各组小鼠灌胃药物 0.25mL/10g，连续 7 天。其中，空白对照组灌胃生理盐水，天麻素组灌胃给予天麻素（0.5 g/kg）。

2. 末次给药 30min 后，各组动物均腹腔注射 1％戊四氮（95mg/kg）。

3. 根据 Yuhas 标准观察小鼠惊厥发作情况：

Ⅰ级：无反应，0 分

Ⅱ级：阵挛收缩，1 分

Ⅲ级：阵挛性发作，2 分

Ⅳ级：强直发作，3 分

Ⅴ级：死亡，4 分

4. 记录发作级别、潜伏期（从腹腔注射戊四氮到出现惊厥发作的时间，以秒为单位）和发作持续时间（从惊厥开始发作到终止的时间，以秒为单位）。

【结果】将实验数据和结果填入表 2-40。

表 2-40 天麻素对戊四氮致小鼠惊厥的强度、
发作潜伏期和持续时间的影响

组别	惊厥级别	发作潜伏期/s	发作持续时间/s
空白对照组			
天麻素组			

【注意】

1. 室温影响惊厥的发生率，宜在 20℃左右进行。

2. 各鼠戊四氮用量要准确一致，以减少误差。

实验四十一 天麻对行为绝望小鼠的影响（小鼠悬尾实验及强迫游泳实验）

【目的】学习小鼠行为绝望的观察方法，观察天麻的抗抑郁作用。

【原理】强迫游泳实验及悬尾实验是目前使用最广泛的抗抑郁药物试验方法。悬尾实验是夹住小鼠的尾端，将小鼠倒悬于一定高度，小鼠为逃逸倒悬状态而不停挣扎，一段时间后停止挣扎，进入不动状态，此时认为小鼠已放弃逃逸的希望，进入绝望状态。强迫游泳实验是将动物置于盛有水圆形的容器中，使动物无法触及水底，动物在容器中游动，跳跃攀爬容器壁，试图逃逸，一段时间后放弃逃逸行为，进入不动状态，即认为动物进入绝望状态。抗抑郁药物能缩短动物在悬尾实验及强迫游泳实验中的不动时间。平肝息风药天麻，针对肝阳上亢，治疗肝风内动、头目眩晕之症，有良好的抗抑郁作用。

【材料】

动物：ICR 白鼠，体重 20g±2g，雄性。

器材：圆柱状玻璃筒（高 20cm，直径 14cm），白色磨砂面塑料箱（15cm×15cm×20cm，长×宽×高，顶面和正面敞开，正中距顶端 1cm 处有一圆柱状塑料横梁），电子计时器。

药品及试剂：10mg/mL 天麻乙醇提取物，1.5mg/mL 盐酸氟西汀，生理盐水。

【方法】

1. 分组及给药 将小鼠随机分别为模型对照组、氟西汀组和天麻组。各组小鼠每天 8：00～9：00 灌胃药物 0.2mL/10g，连续 7 天。其中，模型对照组灌胃生理盐水，氟西汀组灌胃 1.5mg/mL 盐酸氟西汀，天麻组灌胃 10mg/mL 天麻乙醇提取物。于最后一次给药后 1h 分别进行悬尾实验或强迫游泳实验。

2. 悬尾实验 在距小鼠尾部末梢约 1cm 处用胶带将其贴在塑料箱顶部横梁正中，将小鼠单独悬挂于塑料箱中，小鼠头部距离底部约 5cm，悬挂 6min，记录动物在后 4min 内总共不动时间。

3. 强迫游泳实验 正式测试前 24h，将小鼠单独置于水深 10cm 的玻璃筒中，水温 24±1℃，作强迫游泳训练 15min。正式测试时，小鼠在与训练相同的条件下游泳 6min，记录在后 4min 内的总不动时间。小鼠不动定义为：停止挣扎，漂浮于水面，或仅为保持头部露出水面而做必需的小幅度运动。

【结果】将实验数据和结果填入表 2-41。

表 2-41 天麻对悬挂实验及强迫游泳实验中小鼠不动时间的影响

组别	给药剂量/(mg/kg)	不动时间/s	
		悬尾实验	强迫游泳实验
模型对照组	—		
氟西汀组	30		
天麻组	200		

【注意】

1. 动物自身的生理节律对其活动能力有很大影响，故实验应平行开展，避免给药和测试时间的差异影响实验结果。

2. 行为实验过程中周围环境的干扰、悬尾实验中动物与地面的距离及游泳实验中水深、水温、容器大小都会对实验结果造成影响，实验条件应严格控制。

3. 强迫游泳实验也可以大鼠作为实验动物。

实验四十二 天麻钩藤颗粒对大鼠的降压作用（尾动脉间接测压法）

【目的】学习大鼠尾动脉间接测量血压的方法，观察天麻钩藤颗粒对大鼠的降压作用。

【原理】间接测压法是在动物清醒状态下，将鼠尾穿过气囊，放在脉搏传感器上，尾动脉的搏动经换能器转变为电信号，放大后记录于显示器。向气囊充气加压，当压力超过血压后，尾动脉的血流阻断，脉搏波消失。再缓慢放气，降低气囊压力，当压力等于或略小于尾动脉内压时，血流再通，脉搏出现；随着气囊压力的逐渐降低，尾动脉血流逐渐增加，脉搏波逐渐增大，直到完全恢复。刚刚出现脉搏波时尾套气囊内的压力等于收缩压；当脉搏波开始变平稳时，气囊内的压力等于舒张压。本实验用尾动脉间接测压法观察天麻钩藤颗粒的降压作用。

【材料】

动物：自发性高血压大鼠。

器材：BP-2010A 智能无创血压计（深圳瑞沃德）。

药品及试剂：2g/mL 天麻钩藤颗粒溶液，生理盐水。

【方法】

1. 设备连接 连接主机：在主机背面插入电源插头、SD 卡和 USB 线，USB 线另一端连接到电脑上。打开电源开关，主机正面的显示屏进入开机状态；在主机正面分别连接保温筒、传感器。连接电源，打开电源开关，将保温筒连接到保温器上，对应的指示灯亮；旋转旋钮，设置温度，通常设置在 37～39℃ 之间。

2. 动物固定　打开鼠袋，将鼠网放入保温筒，再将保温筒放入鼠袋，将信号线置于鼠袋前端。

3. 参数设置和测量　双击打开数据采集软件，自动弹出动物信息设置页面，设置动物信息；通过"Directory"按钮设定数据保存的路径。单击"M"进入 Menu 菜单，设置测量条件（Press：170，Temp：40.0，Sense：3，Auto-S：OFF；Select：DBP；Tipe：Rat）。当脉波信号较强且平稳时，点击"S/S"键开始测量；每只动物测量得到 3～5 组较接近的数据。

4. 数据处理

（1）数据导入：双击"BPEditU_1.1.0.1704"，File→open，导入测量结果。

（2）数据筛选：通过查看波形和测量结果，选中要删除的文件→右键→Send to Recycle Bin，文件直接被删除到垃圾箱内（防止文件误删，请将原始数据备份）。

（3）数据导出：去除不理想的数据后，将剩下的数据导出。右键→选择 Select all files，选中全部数据→右键→选择 Save to Textfile，设置保存路径，文件名后缀改为".csv"导出内容有两种选择，Dominan：导出全部结果，Mean：对相同动物编号的测量结果计算平均值后导出。

5. 大鼠测血压训练后，选舒张压高于 100mmHg 的大鼠分为空白对照组和天麻钩藤组。各组大鼠灌胃药物 1mL/100g，每天 1 次，连续 6 天。其中空白对照组灌胃生理盐水，天麻钩藤组灌胃 2g/mL 天麻钩藤颗粒溶液。于灌胃前和灌胃第 3、6 天测血压。以药前血压与药后血压的差值作为血压降低值。

【结果】将实验数据和结果填入表 2-42。

表 2-42　天麻钩藤颗粒对自发性高血压大鼠收缩压的作用

组别	剂量/(g/kg)	药前收缩压/mmHg	药后 3 天收缩压/mmHg		药后 6 天收缩压/mmHg	
			实测值	降低值	实测值	降低值
空白对照组	—					
天麻钩藤组	20					

【注意】

1. 测量要点：（1）测量环境要求。测量时需要安静、适宜温度（24～26℃）的环境。如果室温较低，测量等待时间也会延长；测量的位置要避开空调等设备的风口；不要开窗；（2）传感器的放置位置：原则上放置在尾根部，根部较粗时，尾巴中间偏向根部的位置也可以；（3）测量时间：测量时间超过 30min，应该将老鼠从鼠袋内取出，放置一段时间后再测量；（4）应激反应：动物固定后，由于应激反应会出现排便现象，要及时清理粪便。如果粪便堵住肛门，则会影响尾部血流通畅，同时动物会不断骚动。

2. 实验前先训练大鼠，使其熟悉、习惯实验操作和环境，减少动物的烦躁不安。

3. 测量前应对动物加温，使尾部血管扩张，易于检测。

4. 也可以血压降低率进行组间比较，血压降低率＝（药前血压－药后血压）/药前血压×100％。

第十一节　补虚药实验

凡能补充物质，增强功能，提高机体抗病能力，消除虚弱证候的药物，称为补虚药，亦称补益药或补养药。气、血、阴、阳是中医学对人体组成物质和机能的高度概括，当机体物质不足或功能低下时则产生虚证。虚证分为气虚、血虚、阴虚和阳虚四种类型。补虚药也相应分为补气药、补血药、补阴药和补阳药四类。气虚是指人体的元气耗损，功能失调，脏腑功能减退，抗病能力下降的病理变化，主要表现为脾气虚和肺气虚。现代研究认为脾气虚证是以消化系统分泌、吸收和运动机能障碍为主的全身性适应调节和营养代谢失调的一种疾病状态，与现代医学中功能性消化不良、慢性胃炎、溃疡病及慢性腹泻等诸多消化系统的慢性疾病相似。肺气虚证则表现为肺换气功能障碍，全身氧代谢障碍，免疫功能低下，出现咳、痰、喘及呼吸道炎症反应。补气药对机体的神经内分泌功能、免疫功能、血液及造血功能等均有明显的调节改善作用，故体现补气的功效；血虚证是由于血液不足或血液的濡养功能减退而出现的病理状态，现代医学中的贫血、白细胞减少症、血小板减少性紫癜、再生障碍性贫血是常见的血虚证的表现。补血药可通过改善骨髓造血功能、心血管系统功能及抗缺氧、调节免疫功能等药理作用达到补血养血的功效；阳虚是指机体阳气虚损，机能减退或衰弱，热量不足之证。阳虚以脾肾阳虚为主，肾阳虚诸证与性功能障碍、遗精阳痿、慢性支气管哮喘、风湿性关节炎等病症相似。补阳药补肾壮阳的药理学基础包括改善性功能、调节性激素、增强免疫功能、改善心血管和神经系统功能；阴虚是指机体精、血、津液等物质亏耗，阴气不足，不能制阳，阳气相对亢盛，出现阴虚内热、阴虚火旺和阴虚阳亢的各种症候。补阴药通过调节改善机体免疫功能、心血管功能、造血功能和物质代谢而产生滋养阴液的功效。补虚药的药理作用非常广泛，药理研究主要针对调节神经-内分泌-免疫网络、影响物质代谢、延缓衰老、调节心血管系统、促进造血、改善消化系统功能等方面设计实验方案。

实验四十三　黄芪注射液对小鼠耐常压缺氧的作用（抗应激实验）

【目的】学习小鼠耐常压缺氧实验方法，观察黄芪提高小鼠耐缺氧能力的作用。

【原理】缺氧对机体是一种劣性刺激，影响机体代谢氧化供能，最终导致心脑等重要器官缺氧而死。本实验以小鼠常压缺氧条件下呼吸停止为死亡指标，研究黄芪注射液的耐缺氧作用。

【材料】

动物：ICR 小鼠，体重 20g±2g，雄性。

器材：注射器，200mL 磨口瓶，秒表。

药品及试剂：黄芪注射液，钠石灰，凡士林，生理盐水。

【方法】

1. 将小鼠随机分为空白对照组和黄芪注射液组，各组小鼠腹腔注射药物 0.3mL/10g。其中，空白对照组注射生理盐水，黄芪注射液组注射黄芪注射液。

2. 给药后 3min，将小鼠放入装有 15g 钠石灰的广口瓶内（每瓶放入 1 只小鼠），用凡士林将瓶口密封，立即计时。

3. 以停止呼吸为标准，记录小鼠因缺氧而死亡的时间。

【结果】将实验数据和结果填入表 2-43。

表 2-43 黄芪注射液对小鼠耐常压缺氧的时间的影响

组别	剂量/(mg/kg)	存活时间/min
空白对照组		
黄芪注射液组	100	

【注意】

1. 每个广口瓶最好只放 1 只小鼠，以防互相扰动影响耐缺氧能力的测定。

2. 广口瓶一定要密闭封严，以防漏气，否则会影响实验结果。

3. 广口瓶容积应适当，以小鼠能自主活动为宜。

实验四十四 党参对樟柳碱所致小鼠记忆获得障碍的改善作用（跳台法）

【目的】学习用跳台法评价小鼠记忆获得障碍模型的方法，观察党参对记忆障碍的改善作用。

【原理】跳台底部铺以铜栅，可通以适当强度的电流，当小鼠在训练时受到电击，触电后跳上跳台可逃避电击，因而获得记忆。训练前给小鼠 M-胆碱受体阻断剂樟柳碱，造成小鼠记忆获得障碍模型。表现为试验期间触电潜伏期缩短，触电次数增加。党参具有益气健脾之功效。在记忆障碍小鼠模型上观察党参对小鼠学习记忆能力的影响。

【材料】

动物：ICR 小鼠，体重 20g±2g，雄性。

器材：小鼠跳台仪，体积为 60cm×12cm×18cm。箱内用不透明的黑色塑料板分隔成 5 间，箱底铺以铜栅，与可调变压器相连。每间左右后放置一个高和直径均为 4.5cm 的橡皮塞，作为跳台，可调变压器，秒表。

药品及试剂：2g/mL 党参水煎液，1mg/mL 樟柳碱（以生理盐水配制）。

【方法】

1. 分组给药 将小鼠随机分成空白对照组，模型对照组和党参组。各组小鼠灌胃药物 0.1mL/10g，连续给药 10 天。其中，空白对照组和模型对照组灌胃生理盐水，党参组灌胃 2g/mL 党参水煎液。

2. 训练　训练时先将跳台仪与可调变压器相连，电压控制在 36V。于训练前 1h 给药，训练前 10min 模型组和给药组小鼠分别腹腔注射樟柳碱 10mg/kg，空白对照组腹腔注射等容量的生理盐水。训练时将小鼠放入跳台仪的格子内，先适应环境 3min，然后通电，小鼠受电击后，多数跳上跳台，逃避电击。跳下时以小鼠双足同时接触铜栅为触电，视为错误反应，训练 5min，并记录 5min 内触电次数，24h 后重新测试。

3. 测试　测试时先将小鼠放在跳台上，记录小鼠第一次跳下时间（触电潜伏期）及小鼠 5min 内跳下次数（即错误次数），作为记忆指标。统计分析采用单因素方差分析法，分别将各组记忆指标与模型组进行比较，求各组间差异。

【结果】将实验数据和结果填入表 2-44。

表 2-44　党参对樟柳碱所致小鼠记忆获得障碍的改善作用

组别	剂量/(g/kg)	测试潜伏期/s	5min 内错误次数/次
空白对照组			
模型对照组			
党参组			

【注意】

1. 实验时必须保持室内安静，光线不宜过强，室温应控制在 20～25℃，测试与训练条件尽量保持一致，实验前小鼠应放在实验室适应 3～5 天。每次实验需用同一批动物进行预试验，找出樟柳碱的合适剂量，保证记忆损伤模型成功。本实验也可用东莨菪碱代替樟柳碱，东莨菪碱常用剂量为 1～2mg/kg。

2. 训练和测试时各组必须平行进行，严格控制给药、训练相测试时间，以减少时辰等因素的影响。

3. 实验过程中及时清除铜栅上的大、小便，铜栅上的粪便将影响触电效果，尿液可引起短路，增强电刺激强度，甚至产生电休克，造成死亡。

实验四十五　灵芝对东莨菪碱所致小鼠记忆获得障碍的改善作用（避暗法）

【目的】学习用避暗法评价小鼠记忆获得障碍模型的方法，观察灵芝对记忆获得障碍的改善作用。

【原理】利用小鼠喜好钻黑洞的习性，设计明、暗相连的两箱，两箱间隔板底部留一孔洞。小鼠放入明箱后，立即会通过孔洞钻入暗箱。暗箱底部铺设带电铜栅，小鼠一钻入暗箱立即受到电击，而返回明箱，从而获得记忆。24h 后再次依法测定，记忆好的小鼠放入明箱后钻洞的潜伏期延长，钻洞的次数减少。记忆差的小鼠则相反。以此种方法检测药物对小鼠学习和记忆的影响，称为避暗法。用大剂量 M-胆碱受体阻断剂东莨菪碱造成记忆缺损模型。中医认为灵芝具有补气安神的功效。用避暗法检测灵芝口服液对小鼠记忆障碍的保护作用。

【材料】

动物：ICR 小鼠，体重 20g±2g，雄性。

器材：秒表，小鼠避暗箱明、暗箱底部均装有铜栅，暗箱底部的铜栅通 36V 的电流，明箱底部的铜栅不通电。

药品及试剂：0.3g/mL 灵芝口服液，氢溴酸东莨菪碱注射液（稀释成 0.1mg/mL）。

【方法】

1. 分组给药　将小鼠随机分为空白对照组，模型对照组，灵芝口服液小剂量和灵芝口服液大剂量。各组小鼠灌胃药物 0.1mL/10g，连续 10 天。其中，空白对照组和模型对照组灌胃生理盐水，灵芝口服液小剂量组灌胃 0.15g/mL 灵芝口服液，灵芝口服液大剂量组灌胃 0.3g/mL 灵芝口服液，第 9 天上午开始训练。

2. 检测学习与记忆　训练前 20min，每组腹腔注射氢溴酸东莨菪碱 2mg/kg，对照组注射等量生理盐水，测定时将动物放入明箱，记录小鼠自放入明箱到钻洞进入暗箱的潜伏期，及 5min 内进入暗箱的错误次数。5min 内未钻洞者，潜伏期按 300s 计算。

【结果】将实验数据和结果填入表 2-45。

表 2-45　灵芝对东莨菪碱所致小鼠记忆障碍的改善作用

组别	剂量/(g/kg)	测试潜伏期/s	5min 内错误次数/次
空白对照组			
模型对照组			
灵芝小剂量组			
灵芝大剂量组	3.0		

【注意】

1. 实验时必须保持室内安静，光线不宜过强，室温应控制在 20～25℃，测试与训练条件尽量保持一致，实验前小鼠应放在实验室适应 3～5 天。每次实验需用同一批动物进行预试验，东莨菪碱常用剂量为 1～2mg/kg。

2. 训练和测试时各组必须平行进行，严格控制给药、训练相测试时间，以减少时间等因素的影响。

3. 实验过程中及时清除铜栅上的大、小便，铜栅上的粪便将影响触电效果，尿液可引起短路，增强电刺激强度，甚至产生电休克，造成死亡。

实验四十六　人参皂苷对东莨菪碱致大鼠记忆障碍模型主动回避性条件反射的影响（穿梭箱法）

【目的】学习用穿梭箱法评价大鼠记忆障碍模型的方法，观察人参皂苷对记忆障碍的改善作用。

【原理】穿梭箱分为两等室，两室端各有一个白炽灯，箱底铜栅可通电，灯光为条件刺激，电击为非条件刺激。大鼠于条件刺激期间逃向安全室为主动回避反应阳性，否则，大鼠于电击后逃向安全区，则为主动型回避阴性。经数次训练后，大鼠可逐渐形成主动回避性条件反射，从而获得记忆。M-胆碱受体阻断剂东莨菪碱可抑制条件反射的形成，影响记忆的获得。人参具有益智功效，皂苷是其有效成分。试验观察人参皂苷是否能促进条件反射的形成，并拮抗东莨菪碱的上述作用。

【材料】

动物：SD 大鼠，体重 200g±20g，雄性。

器材：大鼠穿梭箱，可调变压器，秒表。

药品：6mg/mL 人参皂苷，0.16mg/mL 东莨菪碱。

【方法】

1. 将大鼠随机分空白对照组、模型对照组和人参皂苷组，各组大鼠腹腔注射药物 0.5mL/100g，每天 2 次，连续 7 天。其中，空白对照组和模型对照组注射生理盐水，人参皂苷组注射 6mg/mL 人参皂苷。

2. 给药后第 3 天开始训练，于第 3 天训练前 30min，第 1 组腹腔注射生理盐水，第 2、3 组腹腔注射东莨菪碱 0.8mg/kg。连续训练 5 天，72h 后进行测验。

3. 首次训练前，将大鼠置于穿梭箱内，适应环境 90s。正式训练前，将大鼠置于电击室，背对洞口，先给予条件刺激（灯光）15s，在亮灯 10s 时开始通电 5s（电击强度 30V、50Hz）。如果在灯亮 10s 内，大鼠逃向暗侧，则为主动回避反应阳性；如在灯亮 10s 内不逃向暗侧，电击后逃向暗侧为主动回避反应阴性。最初训练时，若动物在电击后也不逃向暗侧，可人为将鼠引向暗侧。

4. 每日训练 30 次，每次训练后有 15s 的间隔。记录每日阳性主动回避反应次数及潜伏期（指从灯亮到大鼠径直逃向安全室的时间），以主动回避反应阳性率和平均潜伏期来评价动物学习记忆的成绩。

【结果】将实验数据和结果填入表 2-46。

表 2-46 人参皂苷对大鼠主动回避反应阳性率及潜伏期的影响

组别		第 1 天	第 2 天	第 3 天	第 4 天	第 5 天	第 8 天
空白对照组	阳性率/%						
	潜伏期/s						
模型对照组	阳性率/%						
	潜伏期/s						
人参皂苷组	阳性率/%						
	潜伏期/s						

【注意】

实验要在每日同一时间进行，以减少动物昼度夜节律波动对动物记忆检测的影响。

第十二节　中药安全性试验

为了保证中药新药的质量和安全性，除进行必要的制剂理化性质检验外，还需要从药理学角度对制剂进行安全性检查，确保不良反应的强度不致超过规定限度。这类试验统称制剂的安全性试验。

制剂的种类不同，安全性试验要求不同，如根据中药注射剂过敏反应比例高的特点，进行全身主动过敏试验和被动皮肤过敏试验，并根据具体药物的作用特点选择适宜的过敏试验方法。静脉注射剂要求做静脉刺激性试验、过敏性试验、溶血试验和热原试验。肌内注射剂则要求肌肉刺激性试验，常用家兔股四头肌法。皮肤、黏膜外用药，则需做皮肤、黏膜刺激性试验和皮肤过敏试验，皮肤外用药还应进行光敏性试验。上述刺激性试验均应考虑一次及多次给药的观察。具体试验方法详见《中药新药研究技术要求》《中药新药研制开发技术与方法》等参考书。

实验四十七　清开灵注射剂热原试验（家兔法）

【目的】学习家兔法检查注射液内热原的步骤及判断指标。

【材料】

动物：家兔。

器材：婴儿秤，兔固定盒，肛门温度计，注射器，镊子，干棉球，酒精棉。

药物：注射用氯化钠溶液（或其他注射液），液体石蜡。

【方法】

1. 器具的准备：试验中用的注射器及其他一切与供试品直接接触的器具均需事先经去热原处理；注射器、针头、镊子等可放在铝盒内，在250℃烘箱中，加热30min或180℃加热2h，密封冷却后待用，每次去热原后的器具应在3天内使用。

2. 检品配制

（1）安瓿瓶液体检品：应将安瓿瓶顶部用酒精棉球消毒后再开瓶盖，用去热原的注射器抽取一定量的清开灵注射液，或按规定的注射浓度再吸取注射用水稀释混匀后注射。

（2）输液瓶液体检品：在打开铝盖后，用酒精棉球对皮塞顶部进行消毒，用去热原的注射器在酒精灯火焰旁吸取适量的空气（避免微生物从空气中混入），注入瓶内产生压力，以便顺利吸取药液，在每次吸取时均应更换去热原的注射器及针头。

（3）检查方法：试验前家兔禁食2～3h，用肛门温度计测量家兔体温，每隔30min测1次，共测2次，两次体温的差数不得超过0.2℃，以平均值作为该兔的正常体温，正常体温应在 38.3～39.6℃的范围内，各兔间正常体温之差不得大于1℃。取合格的家兔 3 只，于测定其正常体温后 15～30min 内自耳静脉注入预热至37℃左右的清开灵注射液，注入速度宜缓慢，剂量较大者，一般控制在 15min 内注射完毕，然后每隔 1h 测肛温 1 次，共测 3 次，从 3 次测温中所得到的最高值减去正常体温，即为该兔体温升高度数。

（4）结果判断：如在 3 家兔中，体温升高均在 0.6℃以下，并且 3 只家兔体温升高总数在 1.4℃以下，应认为清开灵注射液合格。

如 3 只家兔仅有 1 只体温升高 0.6℃或 0.6℃以上，或 3 只家兔体温升高均低于 0.6℃，但升高总数达 1.4℃或 1.4℃以上，应另取 5 只家兔复试。如在复试时，5 只家兔中体温升高 0.6℃或 0.6℃以上的家兔不超过 1 只，并且初-复试合并的 8 只家兔的体温升高总数不超过 3.5℃，也应认为清开灵注射液合格。

【结果】

检品名称：

批号：

编号	体重	体温(℃)						差值
		正常			给药后			
		第1次	第2次	平均	第1次	第2次	第3次	
1								
2								
3								

检查结论：

【注意】

1. 测量肛温时，温度计的水银球端先沾液体石蜡，用左臂抱兔，右手将体温计插入肛门，先向下再向上缓慢转动前进，如觉有阻碍时，可稍向左右试探或将兔尾提高或放低，以求得正确位置，插入深度各兔应一致。一般为 3～5cm，测温 1分半后轻轻取出体温计并记录。

2. 试验最好在 15～25℃的环境中进行，在整个试验过程中室温度变化不宜超过 5℃。

3. 试验过程动作要温和，以免引起动物挣扎，若动物挣扎，应待其安静后再测体温。

4. 热原检查的方法有家兔法和鲎试剂法。家兔法是我国药典规定的热原检查法，本实验记述的方法主要供教学实验使用。新药热原检查实验请参照药典和其他有关规定进行。

5. 热原检查法以规定动物发热反应的程度来判定实验结果，没有标准品同时进行实验对照，因此必须严格按实验要求的条件进行实验。

6. 可用含有一定量内毒素或伤寒-副伤寒菌苗的检品用于试验，以使学生观察到阳性结果。也可用自制的非灭菌生理盐水或葡萄糖液做检品用于实验。

实验四十八　丹参注射液刺激性试验（家兔股四头肌法）

【目的】学习家兔股四头肌刺激试验方法及判断标准，观察丹参注射液刺激性试验。

【材料】

动物：家兔。

器材：注射器（2mL），手术剪，手术刀，镊子，酒精棉球，兔固定盒。

药物：丹参注射液。

【方法】

取家兔1只，剪去后肢外侧的毛，用酒精棉球消毒皮肤后，于一侧股四头肌（股直肌、肌中间肌、股内侧肌、股外侧肌的合称）处注射供试品 1.0～2.0mL，于另一侧后肢的对应部位注射同容积生理盐水作为对照。48h 后由耳缘静脉注入空气将家兔处死，解剖观察注射部位肌肉组织的变化。

结果判断方法：

反应等级	刺激程度	符号	表现
0	阴性反应	—	无刺激,肌肉组织无任何变化
1	轻度刺激	＋	肌肉充血,范围在 0.5cm×1cm 以下
2	中度刺激	＋＋	肌肉红肿充血,范围在 1cm 左右
3	重度刺激	＋＋＋	肌肉红肿发紫、光泽消失,范围在 1cm 以上,可见坏死点
4	严重刺激	＋＋＋＋	肌肉红肿发紫、光泽消失,坏死范围在 0.5cm 左右
5	极严重刺激	＋＋＋＋＋	肌肉发紫,光泽消失,大面积坏死

【结果】

给药部位	药物	表现	反应等级与刺激程度
左侧	生理盐水		
右侧	丹参注射液		

【注意】

1. 剪毛时勿损伤皮肤，注射部位及注射器具需消毒，以防感染。

2. 实验中需严格掌握注射部位、深度、角度。注射时将家兔膝关节弯曲，从膝关节正上方约 2cm 处以 30°～45°角度进针 3～4cm（6 号针头全部刺入），针尖距皮肤垂直深约 1.5cm，勿刺入肌鞘内。

3. 刺激性检查是药物刺激性检查的试验方法，是将被试药物施用于局部组织，观察是否引起红肿、出血、变性、坏死等刺激症状，所获得结果可供了解该制剂的毒性及选择合理给药方法时的参考。一般供皮下或肌内注射的新产品、滴眼、滴鼻、栓剂等制剂需进行刺激性试验。

4. 本法适用于检查供肌内注射用制剂的刺激性。凡刺激性超过中度刺激的制剂不得用于肌内注射，也不宜用于皮下注射、黏膜给药或创伤面给药。

实验四十九　乌头水浸剂刺激性试验（家兔背部皮内法）

【目的】学习家兔背部皮内刺激试验方法及判断标准，观察乌头水浸剂刺激性。

【材料】

动物：家兔。

器材：兔固定盒，烧杯，玻璃棒，注射器，酒精棉球。

药物：25%乌头水浸剂（按所需浓度加适量水浸泡 24h 后，取其滤液），生理盐水，脱毛剂。

【方法】

1. 取家兔 1 只，剪去背部的毛，范围约 6cm×8cm，剪毛后用水将此处湿润。然后用水将脱毛剂调成糊状均匀地涂在剪毛处，3～4min 后，将脱毛剂洗干净，脱毛后的皮肤应保持原来的肤色，不应发红或出现刺激症状。

2. 将供试品和生理盐水各 0.1mL，分别注入家兔背部不同部位的皮内，各两处，使其各形成一丘疹，为了便于观察结果，用圆珠笔画出丘疹的边界。24h 后查看注射供试品部位有无发红、肿胀现象，以无刺激反应者为合格，若红肿较严重，可用家兔的股四头肌法复试。

【结果】

给药部位	药物	给药部位表现	结果判断
1	生理盐水		
2	生理盐水		
3	乌头浸液		
4	乌头浸液		

【注意】

1. 剪毛时勿损伤皮肤，以免脱毛剂引起受损部位皮肤红肿，影响试验结果。

2. 本法适用于注射液刺激性的初步试验。

实验五十　珍珠明目液刺激性试验（家兔眼结膜法）

【目的】学习家兔眼结膜刺激试验方法及判断标准，观察珍珠明目液刺激性。

【材料】

动物：家兔。

器材：兔固定盒，注射器。

药物：珍珠明目液，生理盐水。

【方法】

1. 实验时取家兔 1 只，放在固定盒内，等其安静后观察正常时结膜的色泽和血管分布情况。然后将下眼睑拉成杯状，并用手指压住鼻泪管（以防药液流入鼻腔），分别于左右眼内滴入珍珠明目眼药水和生理盐水各 0.1mL。1min 后，放开下眼睑任其自然流出。

2. 给药后半小时内，每隔 5min 检查眼泪分泌 1 次，给药后 3h 内，每隔 1h 轻轻翻开眼皮，观察结膜的反应 1 次。以无明显的充血，流泪、羞明、水肿等刺激症状者为合格。

【结果】

给药部位	药物	给药部位表现	结果判断
左	生理盐水		
右	珍珠明目液		

【注意】

1. 用于试验的家兔应无眼疾，否则影响结果。

2. 本法主要用于检查滴眼剂和其他黏膜用药的刺激性。如供试品为软膏则挤入约 0.1g，另一侧挤入等量的软膏基质作为对照。

实验五十一　远志煎剂溶血性试验

多种中药（如党参、桔梗、远志、三七和人参等）含有皂苷，可引起溶血。为了保证用药安全，供静脉注射用的注射剂，尤其是中药制成的注射剂，需做溶血性检查。在溶血性检查中尚可附带观察供试品有无红细胞凝聚作用。

【目的】学习掌握溶血实验方法，观察远志煎剂的溶血作用。

【材料】

动物：家兔（供采血用）。

器材：注射器（20mL），三角瓶，玻璃球，离心管，离心机，试管，试管架，恒温水浴，移液管（1mL、5mL），吸耳球，量筒。

药物：10%远志煎剂，2%红细胞混悬液，生理盐水，蒸馏水。

【方法】

1. 取家兔 1 只，自心脏或耳缘静脉取血 10～20mL，放入装有少许玻璃球的三角烧瓶中振荡，以除去纤维蛋白。将去除纤维蛋白的血液置于刻度离心管中加入适量的生理盐水后，以 2000～2500rpm 的速度离心 5min，弃去上清液，再加入适量生理盐水离心，如此反复 3～4 次，直至上清液不呈现红色为止，然后按所得红细胞的容积，用生理盐水配成 2%的悬液（如 2mL 红细胞加生理盐水至 100mL）。

2. 取试管 7 支，编号排列于试管架上，按下列结果中加入各种溶液，轻轻摇匀后置 37℃ 恒温水浴中保温（25～27℃ 的室温也可以），观察 0.5h、1h、2h、3h 的溶血情况。

结果判断：

溶血程度	现象
全溶血	溶液澄明、红色、管底无红细胞残留
部分溶血	溶液澄明、红色或棕色、底部尚有少量红细胞残留
不溶血	红细胞全部下沉，上层液体无色澄明
凝集	虽不溶血，但出现红细胞凝集，经振摇后不能分散

溶血用"＋"表示，不溶血用"－"表示，将结果填入下表。

【结果】

试管号	1	2	3	4	5	6	7
2％血细胞悬液/mL							
生理盐水/mL							
蒸馏水/mL							
远志溶液/mL							
结果　　0.5h							
1h							
2h							
3h							

【注意】

1. 实验时按表中顺序加液，即先加血细胞悬液、生理盐水或蒸馏水，后加被试药物，避免局部药液浓度过高或加液顺序不同影响结果。

2. 各试管在预热观察过程中应不再振摇。

3. 可在取血后用棉签搅拌除去纤维蛋白。

4. 一般认为凡 1h 内第 3 管或第 3 号以前的各管出现溶血、部分溶血或凝聚反应的制剂即不宜静脉注射之用。

第三章
中药药理学实验基本技能训练及考核

1. 小白鼠的捉持方法

（1）操作内容要点：①以右手提鼠尾，将小鼠放于粗糙面上（如鼠笼盖网），向后轻拉其尾，可使小鼠抓紧在粗糙面上；②以右手的拇指、食指和中指捏住小鼠两耳及头部皮肤，无名指、小指和掌心夹住其背部和尾部，使小鼠腹部向上；③以同一手无名指和小指夹住鼠尾，颈部拉直但不能过紧以免窒息。

（2）考核标准：正确完成①~③为合格；正确完成①②为基本合格，未完成为不合格。

2. 小白鼠的灌胃方法

（1）操作内容要点：①正确捉持后使小鼠头部朝上；②右手持配有灌胃针头的注射器，自口角插入口腔，针头紧沿着上腭进入食管并抵到胃部；③针头进入的深度以 3/5 为宜。

（2）考核标准：正确完成①~③为合格；正确完成①②为基本合格，未完成为不合格。

3. 小白鼠的皮下注射方法

（1）操作内容要点：①右手拉住小鼠尾巴，在粗糙的平面上当小鼠身体拉直时，以左手抓持小鼠，左手的拇指和食指捏起两耳略靠后的背部皮肤，使其不能回头；②右手持注射器（5~6 号针头）刺入皮下；③旋转注射器出针，以防药液从针眼处漏出。

（2）考核标准：正确完成①~③为合格；正确完成①②为基本合格，未完成为不合格。

4. 小白鼠的肌内注射方法

（1）操作内容要点：①以左手捉持小鼠并用小指夹住欲注射的后肢；②右手持注射器（4~5 号针头）将针头刺入后肢外侧部肌肉；③注射量每腿不超过 0.2mL。

（2）考核标准：正确完成①～③为合格；正确完成①②为基本合格，未完成为不合格。

5. 小白鼠的腹腔注射方法

（1）操作内容要点：①以左手捉持小鼠，使腹部朝上，头部略低；②右手持注射器（5～5.5号针头）取15°角从左下腹向头端刺入皮下，再取45°角刺入腹腔推注药物。

（2）考核标准：正确完成①②为合格，未完成为不合格。

6. 小白鼠的尾静脉注射方法

（1）操作内容要点：①将小鼠置特制的固定筒内，露出尾巴；②涂擦75％乙醇使血管扩张。用左手拉住尾尖，选择扩张最明显的血管；③右手持注射器（4号～4.5号）取15°角将针头刺入静脉推入药液。

（2）考核标准：正确完成①～③为合格；正确完成①③为基本合格，未完成为不合格。

7. 大鼠的捉持方法

（1）操作内容要点：①抓持时先戴上手套，将大白鼠放于粗糙面上；②用右手拉其尾，左手中指和拇指从背部绕到大鼠左右前肢腋下拿起大鼠；③其余三指握住整个身体。

（2）考核标准：正确完成①～③为合格；正确完成②③为基本合格，未完成为不合格。

8. 家兔的捉拿法

（1）操作内容要点：①右手抓住兔颈背部皮肤将兔提起；②用左手托住其臀部，使兔呈坐位姿势。

（2）考核标准：正确完成①②为合格，未完成为不合格。

9. 家兔的灌胃方法

（1）操作内容要点：①将兔固定于兔箱内，用木制开口器由齿列间横插入口内，并向上方转动直至兔舌被卷压住为止；②取8号导尿管从开口器中部小孔插入，沿上腭后壁轻轻送入食管，送入约15～20cm以达胃部；③将导尿管的外端浸入水内，观察有无气泡放出，无气泡可推入药液；④随后再注入少许空气，以便将导尿管中的药液全部推至胃中，而后慢慢抽出导尿管。

（2）考核标准：正确完成①～④为合格，未完成为不合格。

10. 家兔的耳缘静脉注射方法

（1）操作内容要点：①将兔固定于兔箱内，选用耳背面薄侧耳缘静脉，拔去该处的毛；②用酒精棉球涂擦皮肤或用手指轻弹该处，使静脉扩张显露易于辨认；③用左手拇指和中指捏住耳尖部，食指垫在兔耳注射处的下面，右手持注射器（6号针头）15°角刺入；④以手指将针头和兔耳固定，将药液推入。

（2）考核标准：正确完成①～④为合格，未完成为不合格。

11. 青蛙、蟾蜍的抓持方法

（1）操作内容要点：①以左手食指和中指夹住一侧前肢，大拇指压住另一前肢，无名指和小指将其压住固定；②右手协助将两后肢拉直。

（2）考核标准：正确完成①②为合格，未完成为不合格。

12. 青蛙、蟾蜍的腹部淋巴囊给药

（1）操作内容要点：①左手正确抓持蟾蜍；②右手持注射器将针头从蛙大腿上端刺入，经大腿肌层入腹壁肌层，再浅出进入腹壁皮下，即进入腹淋巴囊；③注入药液。

（2）考核标准：正确完成①～③为合格，未完成为不合格。

13. 实验报告的一般要求：

（1）实验报告应包括的内容：①实验日期、实验室温、实验者、报告人；②实验题目；③实验目的；④实验材料：动物、药物；⑤实验方法：主要步骤，给药剂量，给药途径；⑥观察指标；⑦实验结果；⑧讨论。

（2）考核标准：全部答出为合格，未完成为不合格。

14. 动物离体肠管实验设施安装及记录舒缩活动方法

（1）操作内容要点：①取家兔离体回肠标本（2cm）；②麦氏浴管加入 30mL 营养液，置于恒温水浴锅内，使浴管内台氏液保持恒温（38℃±0.5℃），并不断地通入氧气，气流量控制在 1～2 个气泡/s；③取上述备用回肠，两端用挂钩挂住，一端系在通气钩上放入麦氏浴槽，另一端挂在换能器上；④打开计算机，进入生物信号处理系统，选择"实验项目"中的"消化道平滑肌的生理特性"模块调节适当实验参数，开始实验；⑤使回肠在浴槽稳定约 10min 后，描记一段正常蠕动曲线，待基线稳定后，向浴槽内滴加药液，观察药物对离体肠肌的影响。

（2）考核标准：正确完成①～⑤为合格；正确完成①②③⑤为基本合格，未完成为不合格。

15. 用热板法观察药物镇痛作用的原理

（1）操作内容要点：①将小鼠置于一定温度的热板上，热刺激鼠足部产生疼痛，小鼠出现急性不适的反应；②舔后足（痛反应）；③以产生痛反应所需的时间为痛阈值；④通过测量给药小鼠痛阈值的改变而反映药物的镇痛作用。

（2）考核标准：全部①～④答出为合格，未完成为不合格。

16. 家兔体温的测量方法

（1）操作内容要点：①测温前在测温计前部涂以少许液体石蜡；②测温计插入家兔肛门深度约 5m；③当测温计显示器上的"℃"标记停止闪烁时（约需 1min）取出；④记录家兔体温后关闭电源。

（2）考核标准：正确完成①～④为合格，未完成为不合格。

17. 离体蛙心制备方法

（1）操作内容要点：①取 1 只蛙或蟾蜍，破坏脑和脊髓；②仰卧固定于蛙板上，剪开胸壁，暴露心脏；③在两个主动脉干下各穿一细线，并将其中一根打一活结备用；④用眼科剪在主动脉球上端约 0.3cm 处，朝向主动脉球方向剪一斜行切口（切口占血管管径的 1/2）；⑤将盛有少量任氏液的蛙心插管由切口插入动脉球，并转向右后方，于心舒期插入心室；⑥将预置线的活结扎紧，固定于插管壁的小钩上；⑦在静脉窦与腔静脉之间做一结扎，在结扎点以下剪断腔静脉，结扎点远心端剪断动脉。将心脏连同静脉窦一起离体；⑧吸去管内的血液，并反复更换任氏液洗净心室内的余血。

（2）考核标准：正确完成①～⑧为合格，未完成为不合格。

18. 小鼠耐常压缺氧实验方法

（1）操作内容要点：①动物放入预先盛有 15g 钠石灰的广口瓶内，用凡士林将瓶口封严使之不能透入空气；②准确记录放入瓶中的时间；③用秒表计时，观察并记录小鼠死亡时间（以呼吸停止为指标）。

（2）考核标准：正确完成①～③为合格，未完成为不合格。

19. 介绍常用的胃溃疡模型

（1）考核方法学知识：①应激型胃溃疡；②幽门结扎型溃疡；③药物诱发型溃疡。

（2）考核标准：答出 2 个即为合格，答出 1 个为基本合格，未完成为不合格。

20. 用气管段酚红法检测药物化痰作用的方法

（1）操作内容要点：①每只小鼠腹腔注射酚红溶液 0.5mL；②30min 后，脱颈椎处死，仰位固定；③颈部拉直，解剖分离出气管，在气管下穿一丝线，以备固定气管插管用；④将气管冲洗针头从甲状软骨处插入气管内约 0.3cm；⑤用备好的丝线结扎固定；⑥用 1mL 注射器吸取 5% 的碳酸氢钠 0.6mL，排注入气管内，反复连续推抽三次，灌洗呼吸道，最后用注射器将灌洗液抽出注入试管中；⑦按上述方法操作 3 次，冲洗 9 次，合并洗出液约 1.2～1.5mL；⑧直接与酚红标准管目测比色。

（2）考核标准：正确完成①～⑧为合格，未完成为不合格。

21. 观察药物对小白鼠小肠运动影响的方法

（1）操作内容要点：①将含有染色剂的药品灌胃给药；②动物脱颈椎处死；③打开肠系膜，剪取上端至幽门，下端至回盲部的肠管，置于托盘上；④轻轻将小肠拉成直线，测量肠管长度作为"肠总长度"，从幽门至染色剂前沿的距离作为"染色剂在肠内推进距离"；⑤用公式计算染色剂推进百分率，比较各用药组对小白鼠小肠运动影响。

（2）考核标准：正确完成①～⑤为合格，未完成为不合格。

22. 大鼠胆管插管方法

（1）操作内容要点：①大鼠腹腔注射麻醉；②仰位固定，沿腹正中线切开约 2cm，打开腹腔，找到胃幽门部，翻转十二指肠；③在十二指肠降部系膜中找到白色有韧性的胆管；④在胆管下穿 2 根丝线，结扎乳头部，向肝脏方向作"V"形切口；⑤插入毛细塑料管，可见有淡黄绿色胆汁流出；⑥用胆管下的预留线结扎固定塑料管，用塑料试管收集胆汁。

（2）考核标准：正确完成或答出①～⑥为合格，未完成为不合格。

23. 二甲苯致耳肿胀测试药物抗炎作用的实验方法

（1）操作内容要点：①小白鼠右耳滴加二甲苯（0.1mL/只）致肿，左耳不涂为正常耳；②30min后脱颈椎处死；③用6mm打孔器冲下左耳和右耳同一部位的圆片，于分析天平上称重；④右耳重量减去左耳重量为肿胀度，以肿胀度为指标比较药物的抗炎作用。

（2）考核标准：正确完成或答出①～④为合格，未完成为不合格。

24. 家兔心脏取血方法

（1）操作内容要点：①背位固定；②左手触摸心脏搏动最明显处；③在第三肋间腔，胸骨左缘3mm处，用注射针刺入心脏。

（2）考核标准：正确完成或答出①～③为合格，未完成为不合格。

25. 离体子宫的制备方法

（1）操作内容要点：①未孕雌性小鼠，脱椎处死；②剖腹，用手术剪剪去子宫系膜，将两侧子宫合并以丝线结扎；③于下阴道端用丝线结扎，取下子宫；④将子宫放入盛有20mL台氏液的麦氏浴槽中不断充氧，保持恒温。

（2）考核标准：正确完成①～④为合格，未完成为不合格。

26. 离体肠平滑肌标本的制作方法

（1）考核操作内容：①动物脱椎处死；②沿腹白线开腹，轻轻牵拉肠管，找到所需部位；③用手术剪剪取长约2cm的肠管，剪去肠管周围的脂肪和结缔组织等；④将肠管放入预冷的台氏液中清洗，排尽肠内容物。

（2）考核标准：正确完成或答出①～④为合格，未完成为不合格。

27. 抖笼换能器法观察动物自主活动

（1）考核操作内容：①于悬吊抖笼底部圆心处用一带线的挂钩和拉力换能器相连，当小鼠在吊笼中活动引起弹簧的伸屈变化；②通过换能器经过生物信号处理系统进行放大记录，获得小鼠活动曲线和单位时间内振动波个数。

（2）考核标准：正确完成或答出①②，正确使用换能器和生物信号处理系统为合格，未完成为不合格。

附录一 中药新药毒理学研究的基本要求

我国国家药品监督管理局颁布实施的《药品注册管理办法》规定：新药是指未曾在中国境内上市销售的药品。新药要经过研制、注册申请、审查批准，然后发给新药证书及生产批准文号，才可投放市场。

一、 中药新药分类

《药品注册管理办法》规定中药、天然药物新药按注册分类分为 10 类：

1. 未在国内上市销售的从中药、天然药物中提取的有效成分及其制剂，是指国家药品标准中未收载的从中药、天然药物中得到的未经过化学修饰的单一成分及其制剂。

2. 未在国内上市销售的来源于植物、动物、矿物等药用物质制成的制剂，是指未被国家药品标准或省、自治区、直辖市地方药材规范（即非"法定标准"）收载的中药材及天然药物制成的制剂。

3. 中药材的代用品是指用来代替中药材某些功能的药用物质，包括：（1）已被法定标准收载的中药材；（2）未被法定标准收载的药用物质。

4. 未在国内上市销售的中药材新的药用部位制成的制剂，是指具有法定标准的中药材原动、植物新的药用部位制成的制剂。

5. 未在国内上市销售的从中药、天然药物中提取的有效部位制成的制剂，是指从中药、天然药物中提取的一类或数类成分制成的制剂。

6. 未在国内上市销售的由中药、天然药物制成的复方制剂。包括：（1）传统中药复方制剂；（2）现代中药复方制剂；（3）天然药物复方制剂。

7. 未在国内上市销售的由中药、天然药物制成的注射剂。其中包括水针、粉针、大输液之间的相互改变及其他剂型改成的注射剂。

8. 改变国内已上市销售药品给药途径的制剂。包括：（1）不同给药途径之间相互改变的制剂；（2）局部给药改为全身给药的制剂。

9. 改变国内已上市销售药品剂型的制剂，是指在给药途径不变的情况下改变剂型的制剂。

10. 改变国内已上市销售药品工艺的制剂。包括：（1）工艺有质的改变的制剂，工艺有质的改变主要是指在生产过程中改变提取溶媒、纯工艺或其他制备工艺条件等，使提取物的成分发生较大变化。例如，提取溶媒不变，溶媒乙醇从 10％改为 95％，溶媒浓度变化较大，工艺是不是有质的改变，应进行对比性研究予以确定。（2）工艺无质的改变的制剂，按照药品注册补充申请办理。

11. 已有国家标准的中成药和天然药物制剂，是指我国已批准上市销售的中药或天然药物制剂的注册申请。例如已生产上市中成药要变更规格、辅料、有效期、包装等，也应注册申请。

二、 急性毒性试验

中药急性毒性试验是预测中药安全性的重要手段。通过急性毒性试验可了解中药的毒性反应、毒性强度。急性毒性试验（acute toxicity testing）是指在一日内一次或多次应用受试药物给予动物后，短期内所产生的毒性反应及死亡情况。作为药物毒理学研究的重点之一，急性毒性试验是新药临床前毒理学研究的第一步，其结果不仅可以使我们了解新药的急性毒性强度，还可以为进一步的毒理学研究剂量设置提供参考，为临床用药的安全及监测提供依据，并提供有关药物可能毒性靶器官以及可能死亡原因的信息。通常以致死量表示，根据量效曲线，死亡率在50%处曲线的斜率最大，剂量稍有变化，死亡率变化较大。此点反应最灵敏、最准确、重复性好。因此常以动物半数致死量（50% of lethal dose 简称 LD_{50}）作为衡量药物毒性程度的主要指标。药物的 LD_{50} 越小，反映药物的毒性越大。

（一）试验目的

1. 估测受试药物的毒性程度 LD_{50} 一般指动物一次给药后引起半数动物死亡的剂量。LD_{50} 能较准确地反映被试中药的毒性程度。中药毒性较低，常常无法求得 LD_{50}，特别是三类以上的粗制剂，此时可测定最大耐受量，即不引起动物死亡的最大剂量。

2. 观察受试药物毒性症状 急性毒性试验中，应密切观察并记录动物所出现的各种反应（症状）。神经系统反应，如中枢抑制、活动减少、萎缩不动或过度兴奋、躁动惊跳，步态异常，肌肉松弛或震颤等，植物神经系统症状，如流泪、流涎、腹泻、竖毛；呼吸系统反应，如呼吸频率、呼吸深度、呼吸性质异常。此外，如皮肤黏膜颜色有无充血、发绀、苍白等均应仔细观察并记录。

3. 计算药物的治疗指数 治疗指数等于 LD_{50}/ED_{50} 之比值。治疗指数可提供新药粗略的安全范围。试验时应注意 LD_{50} 和 ED_{50} 的测定需在同种动物，同一受试药，同一给药途径试验条件下进行。否则没有意义。

（二）试验要求

1. 实验动物 由于所用动物数量大，用药剂量高，从经济节约考虑多用小鼠，也可用大鼠。应选用品种清楚，健康活泼，体重为20g±2g，同批试验小鼠体重相差不超过2g，雌雄各半，来源于国家或省、市批准正规动物中心，并有合格证号。

2. 给药途径和容积 ①给药途径：新药报批时，药政法规要求，对1、5、7等类新药，凡水溶性好的，急性毒性试验宜采用两种给药途径，其中一种为推荐临床用药的给药途径，另一种最好采用静脉注射给药测定 LD_{50}。有的制剂较粗，无法通过注射途径给药，可考虑只用一种灌胃给药途径。②给药容积：小鼠禁食（12～16h）不禁水按体重计算，灌胃不超过0.4mL/10g体重，注射给药不超过1mL/只。大鼠进食（12～16h）不禁水，灌胃不超过3mL/只；腹腔注射1.5mL/只，静脉、皮下注射，不超过1mL/只。

3. 观察时间 不同药物的中毒症状出现早晚不同，如为代谢产物引起的毒性，出现时间可能较晚，因此，急性毒性试验观察时间至少一周，如遇迟发性或进行性反应时，还要适当延长。在此期间应特别注意动物的饲养和管理，以排除非药物因素引起的死亡。

4. 观察指标 给药后应密切注意动物的反应，并详细记录。除记录动物的死亡数外，还应记录死亡时间，死亡前症状表现，死亡立即尸检，记录所有病变。根据毒性反应，分析受试药中毒的靶器官。

5. 环境条件的控制 室温过冷过热都会影响药物的吸收，从而影响毒性反应。室温宜控制在 20℃左右。动物的摄食量不仅影响对药物的反应，且影响体重，影响给药剂量，故要求给药前禁食一夜，以控制条件均一。

（三）测定方法

1. LD_{50}测定方法 LD_{50}的测定方法很多，如加权回归几率单位法（Bliss 法），简单几率单位法，改良的冠氏法，几率单位—对数剂量绘图法，序贯法等。具体方法可参阅有关专著。Bliss 法严谨、精确，但计算过于繁琐，过去难以操作，近年来由于电脑普及，此法值得推广。不同方法虽各有特点，实验设计也不完全相同，但除序贯法外，方法上大同小异。首先通过预试验找出动物全死和全不死的剂量，正式试验时在全死和全不死的剂量中再插入 2～4 个剂量组。给药后观察各组的死亡数并计算 LD_{50}及其 95％的可信限。

2. 最大耐受量测定 中药毒性较低，常测不出 LD_{50}，可测其最大给药量。采用拟推荐临床试验的给药途径，以动物能耐受的最大浓度，最大容量（小鼠为 0.4mL/10g 体重），一次或一日内连续给药 2～3 次（间隔 6～8h）。如用小鼠测试，动物数不得少于 20 只，雌雄各半，连续观察 7 天，详细记录动物的反应。动物体重变化是主要客观指标，给药前、后应定期测量并记录，所得结果应列表进行统计分析。为此试验时应设空白对照组与给药组进行对比分析。还应计算总给药量（g/kg，按生药量折算），并推算出相当于临床日用量的倍数，综合评价受试药物毒性大小。

三、 长期毒性试验

如果试品通过药效学试验和 LD_{50}测定后，表明有实用价值，则可做长期毒性试验。

（一）试验目的

观察连续重复给药所产生的毒性反应。了解中毒开始时间及中毒时出现的症状，症状发展过程及停药后器官机能和病理损伤的发展及恢复情况。确定毒性反应的靶器官，明确毒副反应敏感的指标，为临床用药提供较为确切的无毒性反应的剂量，即无不良反应的最大剂量。确定安全范围，对安全范围小的中药新药应设计解救措施，为临床安全用药提供科学依据。

（二）试验材料

1. 动物 一般要求用两种动物，啮齿类常用大白鼠，非啮齿类常用犬。大鼠年龄为 6 周，体重约 $80\sim100g$，同批试验体重差异应控制在平均体重，其 20% 的范围内。动物数量则依据给药时间长短而定。如给药时间在 3 个月之内，一般每个剂量组用雌雄各 10 只；如时间长于 3 个月，每组动物则需增加到 40 只，按体重、性别随机分组，每笼不超过 5 只，雌雄分笼饲养。试验前应观察 1 周，记录体重和食量。对 $1\sim5$、6（3）、7 类中药新药，或含有毒药材或大鼠长毒出现较严重毒性反应者常需作 Beager 犬的长毒，犬年龄为 $4\sim6$ 个月，体重约为 $6\sim8kg$，每组至少 6 只，雌雄各半。

2. 受试药物　要求与主要药效学一致。

（三）试验方法与要求

1. 剂量与分组　大鼠长毒通常设三个剂量组，一个对照组。高剂量组原则上应使动物产生明显毒性反应，甚至个别动物死亡；低剂量组应采用临床等效剂量或略高于动物的有效量而不出现任何异常反应；中剂量组介于两者之间，且应高于主要药效学的高剂量组。组间剂量差采用等比级数为好。对照组，可考虑给常水，溶媒或赋形剂；注射剂可用注射用水作对照。以上仅是剂量设计的一般原则，应当根据实际情况进行合理的剂量设计，如出现未预期的毒性反应或不出现毒性反应时，可在设计更长时间的长期毒性试验时适当调整剂量。当受试物在饮食中或饮水中给予时，应能充分保证受试物的均一性、稳定性和定量摄入，提供相关的检测报告，并应根据动物生长和体重的变化情况而调整在饮食或水中的剂量。局部给药时，应尽可能保证给药剂量的准确性及与局部充分接触的时间。

2. 给药途径和容量　原则上应选择与推荐临床试验的给药途径一致。若临床用药为静脉注射给药，大鼠长毒可采用腹腔或皮下注射代替。口服给药应采用灌胃法。不主张掺食或饮用法给药，因为难以保证剂量准确。

给药容量：大鼠为 $1\sim2mL/100g$ 体重，每周称重一次，并根据体重调节给药量，总量不应超过 $5mL/$鼠/次。各剂量组采用等容量不同浓度给药方法给药。

3. 给药周期　长毒试验给药时间通常为临床试验用药期的 $2\sim3$ 倍。对有些疾病，如高血压、糖尿病、关节炎等需反复用药者，应按最长时间计算。大鼠最长为 6 个月；犬的长毒最长可达 9 个月，如此每组动物数应适当增加。长毒三个月没有毒性反应，可先报三个月的毒性资料，开始申报临床。在申报过程中继续完成长毒试验。6（2）类中药制剂如处方中各味药材均符合法定标准；不含毒性药材，无十八反、十九畏等配伍禁忌；又未经化学处理（水、乙醇粗提除外）；难以测出 LD_{50}；而给药量大于 $20g/kg$，临床用药不超过 7 天者，可免做长毒。外用药不含毒性药材者，可免作长毒，但需做刺激性、过敏性及光敏性试验。

4. 观测指标　原则上，除了一般的观察指标外，还应根据受试物的特点、在其他试验中已观察到的某些改变，或其他的相关信息（如方中组成成分有关毒性的文献），增加相应的观测指标。

（1）一般观察　包括进食量、体重、外观体征和行为活动、粪便性状等。

（2）血液学指标　包括红细胞（RBC）、白细胞（WBC）计数、白细胞分类、血红蛋白（Hb）、血小板总数（PLC）和凝血时间（s）等。

（3）血液生化学指标 天门冬氨酸氨基转换酶（AST）、丙氨酸氨基转换酶（ALT）、碱性磷酶（ALP）、尿素氮（BUN）、肌酐（Cr）、总蛋白（TP）、白蛋白（ALB）、葡萄糖（GLU）、总胆固醇（T-CHO）、总胆红素（T-BIL）等。

上述监测指标均采用国际法定单位表示。

（4）心电图 一般检查Ⅱ导联心电图。

（5）病理学检查 包括系统解剖、脏器系数测定和病理组织学检查。

①系统尸解 应全面细致，发现异常器官应重点进行病理组织学检查并记录。

②脏器系数 指每100克体重相当脏器的克数或毫克数。器官称重包括心、肝、脾、肺、肾、肾上腺、甲状腺、睾丸、卵巢、子宫、脑和前列腺等。

③病理组织学检查 高剂量组和对照组动物及尸检发现异常器官检查要仔细。其他剂量组可取材保留，当高剂量组发现有异常病变时再进行检查。检查脏器，1、5、7类新药检查上述各器官，再加胰腺、膀胱、淋巴结，给药部位和相关靶器官，如灌胃给药应增加胃、肠组织学检查。另根据中药的性、味，功能、主治等不同情况增加脏器。如口服药物，苦寒药占比重大者应加胃和十二指肠；全方中大寒、大热偏性明显者，应加甲状腺、肾上腺和垂体等内分泌器官。

5. 指标观察时间 一般观察，每天一次，体重和进食量每周一次，其他各检测项目视给药周期长短而异，三个月以内者一般可在给药期结束后24h，对以上各项指标做一次全面检查，留下部分（1/3～1/2）动物停药观察2～4周，做恢复期检查，以了解毒性反应的可逆程度和可能出现的延迟性毒性反应。给药周期在三个月以上者，可在试验中期对较少量动物做全面检查。对濒死或死亡动物应及时检查。

四、 特殊毒理试验

特殊毒理试验包括：致突变试验、生殖毒性试验和致癌试验。根据《新药审批办法》对各类型中药新药在特殊毒理试验方面要求如下：①第1、2、4类新药需报送特殊毒理试验资料及文献资料，对3、5、7类中药新药，所含药材均有法定标准（除♯所标示的情况外）可以不提供，否则必须提供。②如经现代试验研究证明某中药含致突变药材或成分，应提供致突变试验资料或详细文献资料。③避孕药、保胎药、性激素、调节生育药与影响子宫发育的药物，除按一般毒理学要求进行试验外，还应增做生殖毒性试验。④其他类新药，如在试验中发现有致突变阳性者，或有影响生殖或有细胞毒作用，致癌可疑者，均应补做相应试验。

1. 致突变试验 1、2、4类中药新药，除按药理、毒理学要求进行试验外，还需做基因突变试验，染色体畸变试验及动物微核试验。由于中药制剂有其特殊性，如成分复杂，不溶物较多，溶解性较差，以及pH等问题，体外试验不能说明问题，可只做体内试验。

①基因突变试验：微生物回复突变试验（Ames试验）；哺乳动物培养细胞基

因突变试验；果蝇伴性隐性致死试验。②染色体畸变试验：哺乳动物培养细胞染色体畸变试验；啮齿类动物显性致死试验；精原细胞染色体畸变试验。③啮齿类动物微核试验：啮齿动物微核试验；程序外 DNA 合成试验；SOS 显色反应。

2. 生殖毒性试验

（1）一般生殖毒性试验；（2）致畸敏感期毒性试验；（3）围生期毒性试验。

3. 致癌试验

（1）短期致癌试验：①哺乳动物培养细胞恶性转化试验；②动物短期致癌试验——小鼠肺肿瘤诱发短期试验。

（2）动物长期致癌试验。

五、 制剂安全性试验

为了保证中药新药的质量和安全性，除进行必要的制剂理化性质检验外，还需要从药理学角度对制剂进行安全性检查，确保不良反应的强度不致超过规定限度。这类试验统称制剂的安全性试验。

制剂的种类不同，安全性试验要求不同，如根据中药注射剂过敏反应比例高的特点，进行全身主动过敏试验和被动皮肤过敏试验，并根据具体药物的作用特点选择适宜的过敏试验方法。静脉注射剂要求做静脉刺激性试验、过敏性试验、溶血试验和热原试验。肌内注射剂则要求肌肉刺激性试验，常用家兔股四头肌法。皮肤、黏膜外用药，则需做皮肤、黏膜刺激性试验和皮肤过敏试验，皮肤外用药还应进行光敏性试验。上述刺激性试验均应考虑一次及多次给药的观察。具体试验方法详见《中药新药研究技术要求》《中药新药研制开发技术与方法》等参考书。

附录二　中药药理学实验仪器操作

一、　Medlab 生物信号采集处理系统

Medlab 生物信号采集处理系统是应用大规模集成电路和计算机技术开发的一种集生物信号的放大、采集、显示、储存和分析处理功能于一体的机电一体化仪器，它可以代替传统的示波器、生物信号放大器、记录仪和刺激器。一机多用，功能强大。可用于生理学、病理生理学和药理学实验的生物信号检测、记录和分析。

（一）Medlab 生物信号采集处理系统组成与基本工作原理

该系统是根据生物实验的特点将传统仪器与计算机强大处理功能相结合而设计的，是多 CUP 并行工作，集信号放大数据采集、显示、存储、处理及输出的实验系统。它由硬件、软件两部分组成。硬件主要完成对各种生物电信号（如心电、肌电、脑电）与非电生物信号（如血压、张力、呼吸）的调理、放大并进而对信号进行模/数（A/D）转换，使之进入计算机。软件主要完成对系统各部分进行控制和对已经数字化的生物信号进行显示、记录、存储、处理、数据共享及打印输出。一般实验按下列步骤设置：

1. 是否需要刺激？哪一种刺激模式？刺激参数的设置。

2. 是非电信号还是电信号，是否需要传感器？

3. 直流输入还是交流输入？

4. 放大倍数多少？

5. 对模拟信号参数离散采样，采样速度的快慢？

6. 是否对数据进行数字滤波？

7. 用什么方式作图，是记录仪方式，还是示波器方式？若示波器方式采用连续示波，信号触发，还是同步触发？

8. 实时处理哪些数据，指标有哪些？

9. 采样数据是否存盘？

10. 数据是否做进一步处理？

（二）Med4101 型 Medlab-E 内置生物信号放大器、刺激器

1. 输入通道 1～4 为生物信号输入的端口，传感器可直接插入。生物电信号由专用电缆直接接入。第四通道为两用通道，当按下刺激波形观察按键"R←S"时，此时第四通道不能输入外部信号，只显示当时的刺激波形。此按键抬起时恢复输入信号波形。通道使用的大体原则是：

1 通道：最小放大倍数为 50 倍，上限频率为 10kHz。推荐做神经放电类实验（如降压神经，膈神经放电等）。

2 和 4 通道：最小放大倍数为 50 倍，上限频率为 1kHz。推荐做动作电位类实

验（如神经干动作电位的引导、动作电位的测定等）。

3 通道：最小放大倍数为 5 倍，上限频率为 100kHz。推荐做心电类实验。张力、压力类慢信号实验，无通道选择要求（即 1～4 通道都可以使用）

4 通道：在放大器面板上按下"R←S"按钮，4 通道可用做刺激器波形显示通道，此时外部信号无法输入。抬起"R←S"按钮，4 通道即作为正常采样通道使用。

2. 交、直流电（AC/DC）输入切换开关：位于输入通道的上方，当所测信号为压力与张力时抬起此开关，即为 DC（直流状态），此时不但可以测出信号的动态变化，而且可以测出信号中的直流成分。

3. 放大调零孔：当放大器零点发生较大偏差，软件无法调零时，或当外接传感器无调零装置，而零点变化较大时，可以左右调动小孔中的可变电阻器，使放大器归零。注意出厂时此零点已经调好，已无需调整。

4. 刺激器输出口：位于最右边，Med4101 型程控刺激器输出 0～12V 刺激脉冲。

5. 刺激器输出极性转换开关位于刺激器输出口的上方，用来转换刺激器输出波形的正负，一般无需切换。

6. 外触发输入端口：位于刺激器输出口与 4 通道之间，用来接入外部刺激器的同步触发信号的端口。

（三）Medlab 系统软件的基本操作

1. 实验的一般流程及实验参数配置

（1）刺激方式的选择　刺激器参数操作有 7 种刺激方式可供选择；

（2）交/直流选择　电信号选择交流输入（系统放大器，刺激器的 AC/DC 键置于压下）；非电信号经换能器转换后选择直流输入（系统放大器，刺激器的 AC/DC 键置于抬起）；

（3）配置新实验　鼠标单击"设置/标准配置"恢复默认的标准四通道记录仪形式，所有参数复位，可在此基础上进行各种新实验的配置。

① 根据信号种类选择显示模式及采样间隔

生物信号按性质大致分为电信号（如心电、脑电、神经干动作电位、神经放电等快信号）和非电信号（如骨骼肌张力、血压、呼吸道压力、心肌收缩力、肠肌张力等慢信号）。

采样间隔	根据信号的快慢选择合适的采样间隔，采样间隔短，采得的数据量大，占用硬空间大，采样间隔长，快信号不能重现。
显示模式选择	点击"设置/采样条件设置"；"显示方式/连续记录"即选择等间隔连续记录。
	点击"设置/采样条件设置"；"显示方式/记忆示波"即选择

只对某一时间段内采样记录。

采样间隔选择　　点击"设置/采样条件设置"；"采样间隔/s 选择适当的采样间隔"。

② 放大器放大倍数选择　采样的有效采样电压为＋/-5V 根据信号的强弱选择合适的放大倍数。点击通道控制区中"放大/？"选择合适的放大倍数。

③ 数字滤波，曲线添加选择（略）。

④ 处理名称选择　该选择可根据不同的实验选择相应的指标并对结果进行计算处理，在相应结果显示控制区点击"通道处理名称/处理名称"；"名称/？来选择实验处理名称"。

⑤ 零点设置　是作图的零点设置。在通道输入短路或换能器不加负荷时，在相应通道的结果显示控制区中点击"通道处理名称/零点设置"可以调整曲线的零点。

⑥ 定标（单位修正）非电信号经换能器能量转换输入 Medlab，但不同的换能器的增益不同，定量实验时需对采样系统进行定标处理。

采样过程设置：在开始采样前一次设定好每次开始采样的时间与采样历时，Medlab 将按时钟自动采样与停止。单击"设置/采样过程设置"打开"采样过程控制窗"选"计时器控制自动采样"，在"开始采样"中填入开始采样时间再在采样时间栏下填入要采样的时间（s）。按序号依次填入每次的开始与采样时间。填写完成后，按'确定'键退出"采样过程控制窗"此时系统相对时钟清零。Medlab 将按系统相对时钟自动采样。经上述各选择及参数设置可进行初采样，检查参数是否合理，逐步调整参数达到最佳。

⑦ 采样　按下采样开始按钮开始采样，按下采样停止按钮则停止采样，"采样开始＋写盘"即采样并同时存盘，"采样开始＋观察"则只是采样而不存盘。

2. 添加实验标记

Medlab 提供了动态添加实验标记的功能，可以在长时程实验和改变实验条件时添加有内容的记号，方便以后数据分析。

① 实时添加标记　系统采样运行后，单击标记按钮，就会在时间轴上按顺序添加一个标记。采样结束后，允许移动标记位置（标记序号上按鼠标右键拖）并按选中显示道的位置灵活添加实验标记。

② 实时添入标记内容并点击标记按钮将标记内容随时送到时间轴上。

③ 实验标记内容的显示与修改：若要显示已加入的实验标记内容，待系统停止采样后，将鼠标箭头移至显示的标记上，按住鼠标左键不放，标记内容（时间、编辑内容）就显示出来。若要修改标记内容，则用鼠标左键双击标记，打开实验标记编辑窗，单击选择要修改的项目，在编辑栏中修改内容，点击返回，退出标记编辑。

3. 数据文件的存盘、编辑、处理及打印输出

① Medlab 数据文件名：为保证在任何情况下不丢失数据，只要启动采样，系统自动在当前目录下生成一个 Tempfile.add 的临时文件，采集数据全部保留。暂时采样再次启动，数据向后接续，采样并同时存盘。结束采样后，可另存为其他文件名。如果打开一个存盘文件后启动采样，数据同样向后接续，多采多接。当系统采样时，如果想保存以后的数据，即可按下观察按钮，此时系统按"用户名＋日期＋文件序号"自动命名数据文件，如停止采样后，最好另存为其他文件名，便于记忆。

② 文件的打开与编辑：Medlab 系统可以在不采样时静态打开存盘文件，浏览观察曲线，并进行编辑、测量、观察处理，方法与 Office 程序一致。

打开文件：将鼠标箭头移至快捷工具栏"打开文件"，单击鼠标左键打开文件对话框，选择文件名，单击打开按钮，即可打开保存文件。

编辑曲线：在打开文件的曲线中，按鼠标选中曲线操作后，即可对选的曲线段进行剪切、拷贝、粘贴以及另存为其他文件名，这有利于删除无用数据，保存有用数据。

Medlab 可以选择段数据，可按下"CTRL"键不放开，同时多次拖鼠标选中不同段曲线，最后另存为其他文件名，也是一种十分方便快捷的编辑曲线图形的方法。

③ 采集数据的计算处理（略）

④ 采集数据的打印：

第一步选择一段或多段数据（每次限 20 段）

第二步在"快捷工具栏"上按下"预览"钮，显示 Medlab 预览窗，选择合适的参数，即可打印输出，Medlab 允许打多份相同图形数据的功能，使实验小组的每个同学都可同时得到一份实验报告。

⑤ 实验结果的统计

4. 实验报告的导出

能方便地导出学生个人的实验报告。文件/导出实验报告　即可导出实验报告，在此基础上利用的粘贴板功能，剪贴实验曲线和结果可快速完成实验报告。

二、 激光散斑视频成像监测系统操作流程

（一） 仪器开关机流程

1. 开机流程

（1）确保电源及数据线正确连接；

（2）电源开启顺序：计算机→监测仪电源→PIMSoft 操作软件。

2. 关机流程

（1）保存需要保留的监测数据；

（2）电源关闭顺序：PIMSoft 操作软件→监测仪电源→计算机。

（二） 监测操作步骤

1. 监测前准备

（1）正确安装仪器机械臂，确保固定牢固。

（2）确保计算机与监测仪正确连接并开启；开启监测软件，并选择正确监测模板。

（3）使监测对象休息至少 20min 适应监测环境，确定监测对象采用了舒适的体位。

（4）如果监测区域比监测组织大，使用吸光背景材料。仪器需要与监测组织平行，光束与监测组织垂直。

2. 监测步骤

（1）双击桌面图标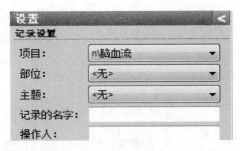，打开软件。

（2）将待测部位放置主机发射的红色方框内中心点位置。

（3）点击 文件 | 新记录，打开一个新的图像窗口并且显示设置面板。

（4）开启记录设置，从主题下拉菜单里选择<新建>，创建一个新的主题。或者选择无。

（5）设置根据实验要求设置监测距离（推荐 10～25cm）监测面积的设定脑血流（3cm×3cm），如无特殊要求步长通常实验设置为中，采样频率根据实验要求进行设定，采样频率越高采样图片越多，通常设置为 23 图像/s，注：预设使用 CPU 和 FireWire 数据通信占用都不能超过 100％，否则无法对数据进行记录保存（下图）。

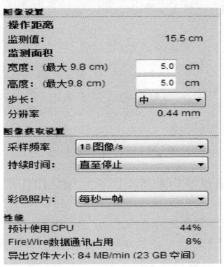

（6）背景噪点过滤：点击＜工具＞按钮选择＜过滤器＞点击强度过滤器通过调节数值来去除图像边缘噪点

（7）数据记录：点击界面中下部 开始记录。

（8）圈注感兴趣的区域（ROI）进行 选择圆形或者方形及自由形状标注。

（9）记录一段时间选择感兴趣时间段（TOI） 可选择以 ROI 或 TOI 作为参照进行分析数据的百分比变化。

（10）为了实验的延续性及养成良好的实验设计习惯，特别推出模板的设计板块：点击＜工具＞按钮选择《项目编辑器》可设置固定的实验模板方便于同组实验的多次监测无需单独新建。

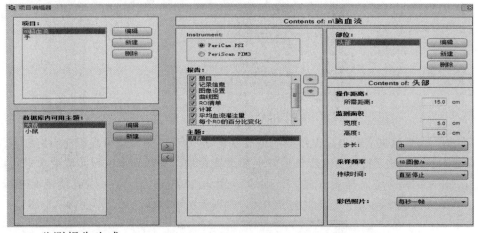

3. 监测报告生成

（1）监测完成后自动生成电子版监测报告，包含全部监测项目参数。

（2）保存所需电子版报告。 可根据自己的需要选择显示报告的内容。

（3）连接打印机，点击软件中打印按钮，打印监测报告。

三、 心电图采集及解析系统 SP2006 标准操作规程

（一）设备连接和校正

1. 设备连接　按照下图所示，依次连接电脑、A/D 转换器、放大器和校正器。其中 A/D 转换器的放大倍数和放大器的型号根据动物种类选择。在 A/D 转换器背

面将相应的放大倍数开关调到"ON"。

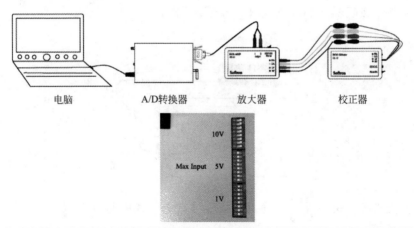

电脑　　　　　A/D转换器　　　　放大器　　　　校正器

动物种类	A/D 转换器	放大器
大小鼠	调节 10V 的 8 个通道开关到"ON"	CE-01
兔狗猴牛等	调节 5V 的 8 个通道开关到"ON"	CE-02

2. 设备校正

（1）打开放大器和校正器的开关；（说明：插在放大器上的模拟信号连接线，可能均为黑色，标记 1 和 2，1 代表红色，2 代表绿色）

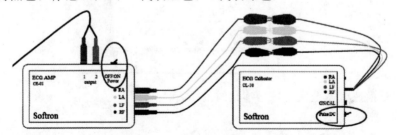

（2）双击打开 SP2006 软件，打开"心电采集"模块；

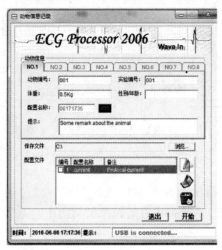

（3）选择"current"配置，点击"开始"；

（4）按下校正器上的红色按钮，出现矩形波；

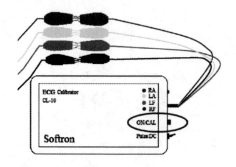

（5）点击校准按钮 ▦ ，通道 2 矩形波向上，选中通道 2，点击"校准"，自动输入校准值，点击"确定"；

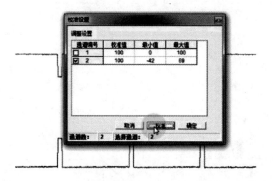

（6）更换放大器上模拟信号连接线的插入位置；

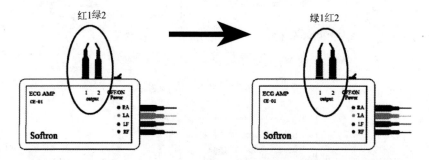

（7）通道 1 矩形波向上，点击校准按钮，选中通道 1，点击"校准"，自动输入校准值，点击"确定"；

（8）关闭当前界面；

说明：如果将放大器上的黄色和绿色导联线，同时连接到校正器绿色线上，（校正器的黄色线空出来），两个通道的校准波均向上，只需要校正一次即可。

（9）打开"心电配置"模块；

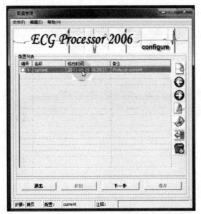

（10）选中"current"配置，"下一步"，更改动物信息和参数设置，包括动物种类、存储路径和解析条件等；

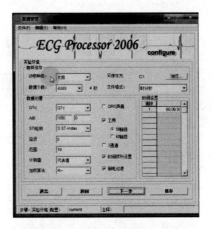

（11）点击"下一步"，"最大值"和"最小值"显示的是校准时自动输入的校准值，点击"另保存为"保存为一个新的配置；

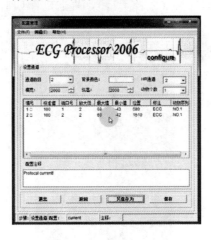

（12）设备校准完成，可利用右边的按钮对配置进行添加和删除等操作；

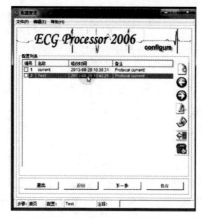

（13）校正完成后，务必将模拟信号连接线的插入方法更换为"红 1 绿 2"；

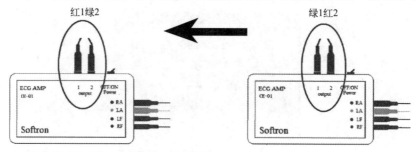

（14）设备连续工作 8h 校正 1 次即可。

（二）心电采集

1. 大小鼠固定

（1）将动物麻醉，固定在保温台上，麻醉深度要适宜，避免动物活动产生肌电干扰。剃掉四肢上的毛发；

（2）准备 4 个注射器针头（或针灸针），提起动物四肢上的皮肤，将针头穿过皮下，不要插入肌肉内；

（3）将钳式导联线按照放大器上的标识分别连接到四个针头上；

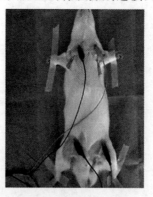

（4）设备和动物连接方法如图所示。注意，根据动物种类选择方法倍数和放大器型号。

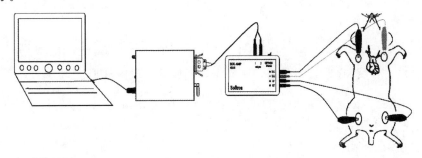

2. 大动物固定

（1）未配备肢体导联夹时，按照下图所示固定大动物，钳式导联线连接方法与大小鼠相同；

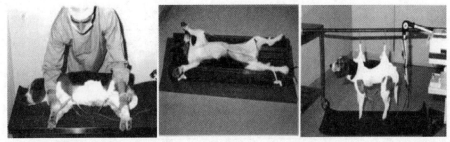

（2）配备肢体导联夹时，剃掉动物四肢上的毛发，涂上导电膏，将肢体导联夹夹到四肢上，然后将钳式导联线连接到肢体导联夹上。

3. 软件操作

（1）打开"心电采集"模块，选择相应的配置，设置动物编号，勾选设备标识，右下角显示"设备已连接"，点击"开始"，开始采集数据；

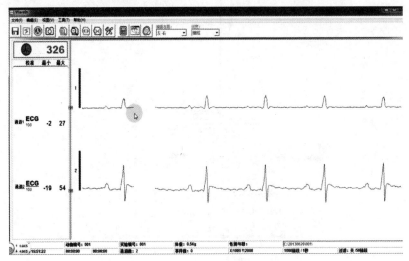

（2）点击"按时间设置保存"按钮 ，自动解析通道 2 波形。解析结果显示在右侧，每隔 30s 自动更新一次。更新时间间隔可在"心电配置"里设置。关闭解析界面后，则停止解析；

（3）点击"即时保存"按钮 ，则解析当前界面上的波形，仅解析一次；

（4）点击"保存"按钮 ，则开始录制原始心电图波形；

（5）同时，记录时间功能 被启动，可标记"给药"、"结扎"等时间点，最多标记 10 个事件数。

（三）心电回放

1. 打开"心电回放"模块，文件→打开文件，打开后缀为"lry"的文件；

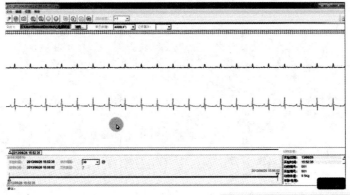

2. 拖动"△"查看波形，或者点击播放按钮 查看；

3. 选择记录事件的编号，可定位到相应时间点上；

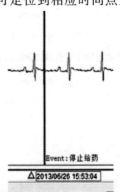

4. 拖动 选择需要解析的时间范围，并设置保存间隔；

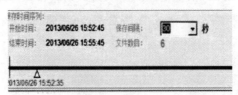

5. 点击右上角按钮 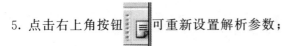 可重新设置解析参数；

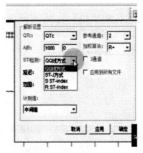

6. 点击"浏览"设置保存路径；

7. 点击 ，开始解析文件。解析后生成相应的文件，文件名为测量时间，后缀为动物编号。

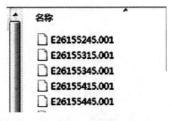

（四）心电编辑

1. 打开"心电采集"模块，通过左侧的文件列表打开需要解析的文件。每个文件解析 9 个心拍，解析结果显示在页面的下方；

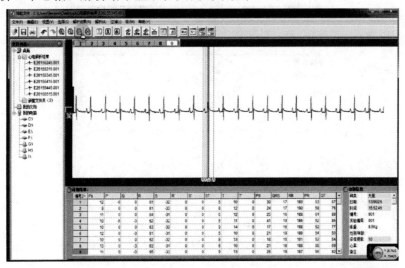

2. 如果某个心拍异常，可在解析结果内选中某个心拍，点击 ，放弃该心

拍的解析，然后点击保存按钮 ![保存] 完成更改。点击 ![COR] 或 ![ALL] 按钮，可解析某个心拍或全部心拍；

3. 选中某个心拍后，点击 ![1] ![3] ![6] 中数字 3 可查看标准肢体导联，点击数字 6 可查看标准肢体导联和加压单极肢体导联的解析结果。

（五）打印

1. 打开"打印模块"，open，打开需要处理的结果文件。

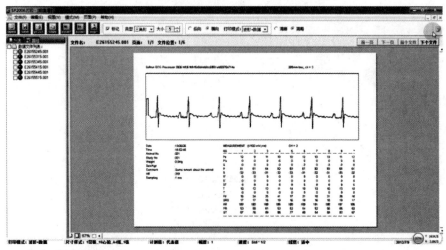

2. 保存成图片格式

（1）点击右上角按钮，更改页面设置；

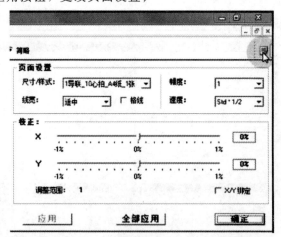

（2）设置波形标记形状和大小、纸张方向、打印模式等信息；

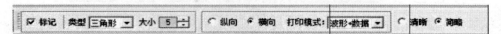

（3）点击"save"按钮，保存类型选择图片格式"BMP"或"JPEG"，保存当前页面。

3. 保存成 excel 格式

（1）在左侧列表栏选择要导出的文件，点击"save"按钮，保存类型选择"txt"，选择文件范围和数据范围。其中，单一数据可选择 9 个心拍的代表值、中间值或平均值；

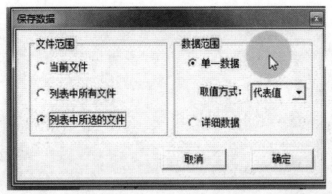

（2）新建一个 Excel 表格→打开文件→文件类型选择"所有文件"→找到 txt文件→在"文本导入向导"对话框内选择"分隔符号"→下一步→选择"逗号"→下一步→完成，打开测量结果，可进行进一步的编辑和处理。

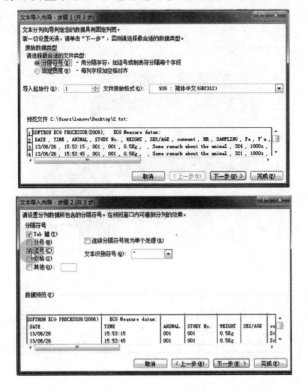

四、 智能无创血压计 BP-2010A 标准操作规程

(一) 设备连接

1. 连接主机

(1) 在主机背面插入电源插头、SD 卡和 USB 线，USB 线另一端连接到电脑上。打开电源开关，主机正面的显示屏进入开机状态。

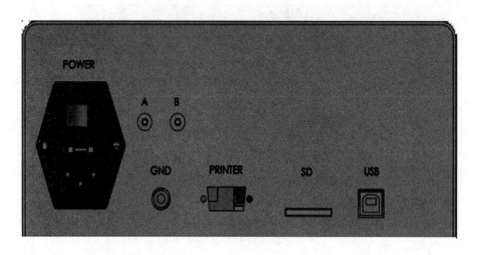

(2) 在主机正面分别连接保温筒、传感器，根据测量动物的种类选择相应的传感器。

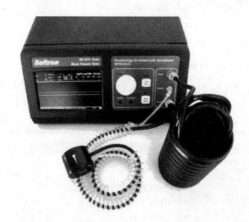

注意：旋转连接头，卡槽对准后再用力推入，否则容易损坏连接头。如果配备了保温器，可以将保温筒连接到保温器上，使用保温器进行加热。

2. 连接保温器

(1) 连接电源，打开电源开关，将保温筒连接到保温器上，对应的指示灯亮；

注意：旋转连接头，卡槽对准后再用力推入，否则容易损坏连接头。

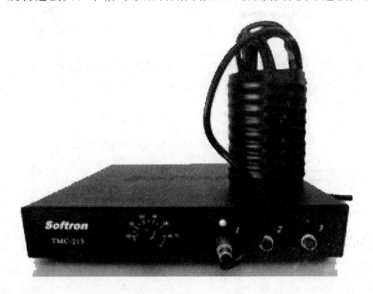

（2）旋转旋钮，设置温度，通常设置在 37～39℃之间。

（二）软件安装

1. 安装软件

打开安装光盘，复制整个程序文件夹至 C：\ 根目录下，找到软件执行文件，双击，即可使用。建议：右键，发送到"桌面快捷方式"，便于查找。

2. 安装驱动

（1）将主机通过 USB 线连接到电脑上，打开主机，电脑会自动弹出"硬件更新向导"；

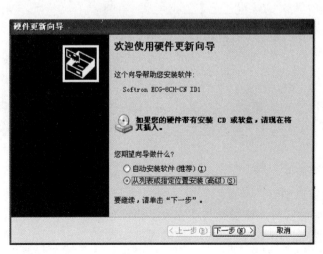

（2）选择"从列表或指定位置安装（高级）（S）"→"下一步"；

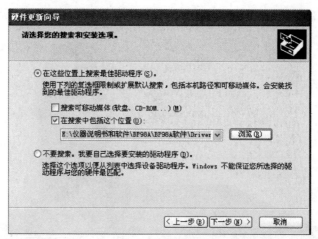

（3）选择"在这些位置上搜索最佳驱动程序"→"在搜索中包括这个位置"，单击"浏览"定位到驱动程序保存目录（BP-2010A/E设备选择文件"USB Driver"下的"BP-98AEUSB"），选取后→"确定"→"下一步"，继续安装，直到系统驱动安装结束。

（4）安装完成后，打开软件，进入监测界面，看到2条滚动的线条，且左上角显示"Connected"说明主机与电脑连接良好。

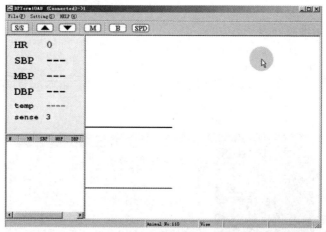

注意：电脑首次连接主机需要进行上述软件和驱动安装，第二次使用不需要进行此步骤。

（三）动物固定

1. 动物固定原则

（1）所选择的鼠网、鼠袋要与动物大小相符合；

（2）根据动物大小不同，选择相应的固定方式。

2. 操作方法

（1）打开鼠袋，将鼠网放入保温筒，再将保温筒放入鼠袋，将信号线置于鼠袋前端，把右侧 A 片从右往左包住保温筒，并将它固定在磁条 B 上。

（2）左手拿好鼠袋，前端朝下，右手将入口处的布片按下图所示铺开。

（3）右手抓好老鼠，使其头部朝前，放入鼠袋，然后前端朝上，用两侧的布 A、C 将老鼠臀部包住，注意将 C 固定在 A 的外侧。

（4）接着，老鼠尾巴置于 F 位置，提起下侧的薄布片 D、E 置于布片 C 的外侧。

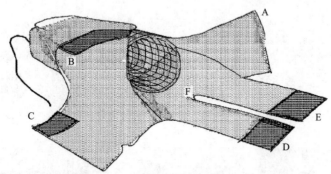

（5）当固定好后，稍微放松片 A 和 B，可以前后移动保温筒，尽量使老鼠尾巴伸出来，然后再把片 A、B 固定好。这时若鼠网和鼠袋与老鼠大小不符，老鼠就会在鼠网中转身，头部就不能在鼠网中固定。另外，老鼠刚放入时并不会安定，但数分钟后逐渐会安定下来。多做几次固定练习，老鼠习惯后会安定下来。不能安定下来的老鼠，开始时可以固定得较紧，待其安定后再稍微将鼠袋放松。

（6）正确固定老鼠如下图所示。

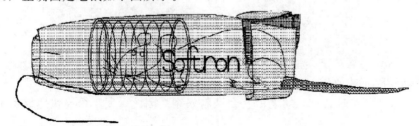

（7）老鼠脚从 D、E 位置漏出时，可将 D、E 交叉固定。

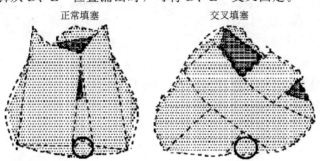

正常填塞　　　　　　　　交叉填塞

3. 大鼠固定方法

大鼠，约 370g

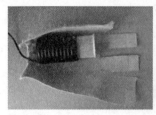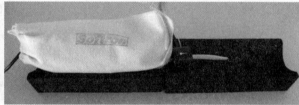

大鼠，约 240g

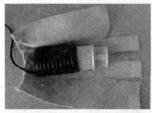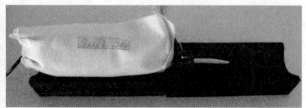

大鼠，约 150g

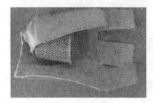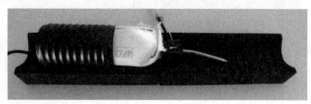

4. 小鼠固定方法

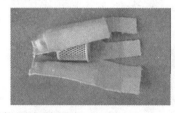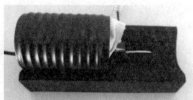

5. 动物固定的要点

（1）如果操作时间过长，老鼠就会抵制入袋。因此，要尽可能快速地将其装入鼠袋。

（2）选择的鼠网、鼠袋要和老鼠大小相符合。否则，老鼠就会在鼠网中转身，或头部不能在鼠网中固定。

（3）多做固定练习，老鼠习惯后会快速安定下来。

（4）不能安定下来的老鼠，开始时可以固定得较紧，待其安定后再稍微将鼠袋放松。不要让脚露在外面，否则老鼠很难安静下来。

（5）老鼠总是无法安静不断地骚动，①可能是固定的不够紧，这时可以把鼠袋的前半部分打开，将保温筒往后移，使其尾根部露在鼠袋外再固定好；②老鼠因应激产生排便，要及时清理粪便。

（四）参数设置和测量

1. 参数设置

（1）双击打开数据采集软件 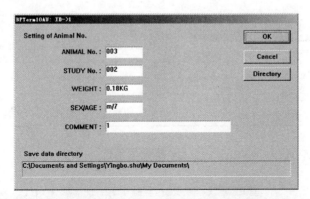 ，自动弹出动物信息设置页面。

① 设置动物信息；

名称	限 制	备注	
ANIMAL No.	3 位字符	例：001，A01 等	必填
STUDY No.	8 位字符	例：001，A01 等	选填
WEIGHT	8 位字符	例：0.18kg	选填
SEX/AGE	8 位字符	例：m/2,f/4 等	选填
COMMENT	32 位字符	例：随意填写可输入中文	选填

② 过 **Directory** 按钮设定数据保存的路径。

（2）进入监测界面

① 选择 Setting 下的 Monitor，弹出"监控设定页面"；

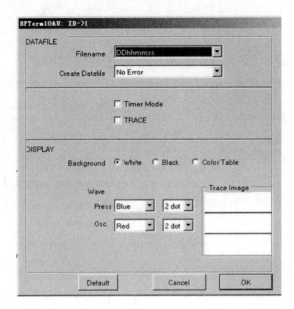

参数	说明	备注
File name type	数据保存的文件名类型	请选择"DD:hh:mm:ss" 其他命名方式有可能造成在一分钟之内测量多次,而只有最后一个文件会被保存
Create Data file	数据保存条件	通常选择"No Error"
Timer Mode	按照设定的时间自动开始测量	建议不启动,具体使用说明请参考说明书
Trace		默认即可
Background	设定屏幕背景颜色	默认即可
Wave trace	设定波形线条的粗细和颜色	默认即可(Press 代表压力信号,Osc 代表脉波信号)

② 单击 **M** 进入 Menu 菜单，设置测量条件；

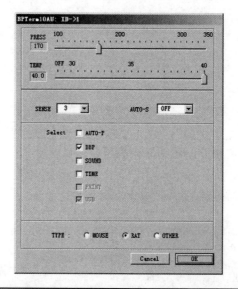

参数	说明	备注
PRESS	加压值要足够阻断测量部位的血流,又不宜过高	通常比实际收缩压高 30～50mmHg,根据动物实际血压值随时调整
TEMP	加热温度	通常选择 37～39℃
SENSE	测量感度	通常选择 2 或 3,根据实际情况调整
AUTO-S	自动测量	建议关闭,具体使用说明请参考说明书
AUTO-P	加压值不足以阻断血流时,自动追加压力。	建议关闭
DBP	是否测量 DBP 和 MBP	建议启动
Sound	蜂鸣器	建议关闭
TIME	将电脑时间和主机时间同步	
Type	选择 Rat 或 Mouse	务必选择正确

③ 监测界面上，▲ ▼ 可以调节信号感度；SPD 可以调节波形描记速度。

2. 测量

（1）当脉波信号较强且平稳时，点击 S/S 键开始测量；每只动物测量得到3～5组较接近的数据；

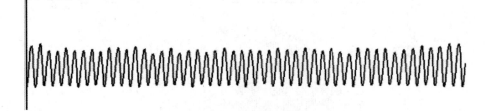

脉波信号较强且平稳，可以开始测量

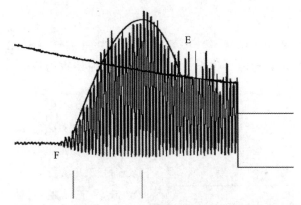

标准的测量图谱（两个要素：A 一段没有脉波 B 主体波形呈抛物线形状）

（2）一只动物测量完成后，点 B 进入动物信息设置页面，更改动物编号，继续下一只动物的测量。

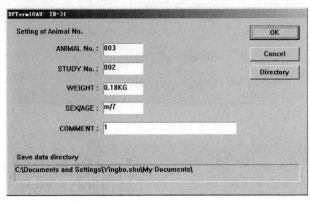

（五）数据处理

1. 数据导入。双击 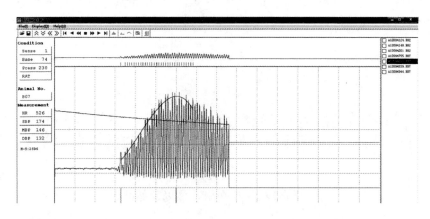 软件，File→open，导入测量结果。

BPEditU_1.1.0.1
704_

2. 数据筛选

通过查看波形和测量结果，选中要删除的文件→右键→Send to Recycel Bin，文件直接被删除到垃圾箱内（防止文件误删，请将原始数据备份）。

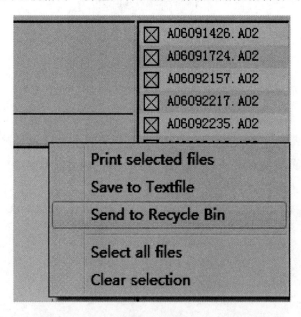

3. 数据导出

（1）去除不理想的数据后，将剩下的数据导出。右键→选择 Select all files，选中全部数据→右键→选择 Save to Textfile，设置保存路径，导出内容有两种选择，Dominan：导出全部结果，Mean：对相同动物编号的测量结果计算平均值后导出。

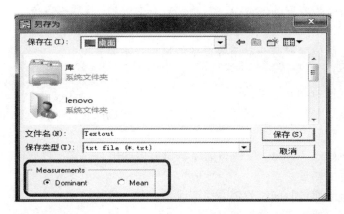

（2）用 excel 格式打开。新建一个 Excel 表格→打开文件→文件类型选择"所有文件"→找到 txt 文件→在"文本导入向导"对话框内选择"分隔符号"→下一步→选择"逗号"→下一步→完成，打开测量结果，可进行进一步的编辑和处理。

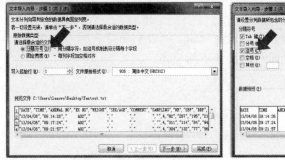 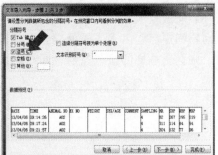

	A	B	C	H	I	J	K	L
1	DATE	TIME	ANIMAL NO	SAMPLING	HR	SBP	DBP	MBP
2	2013/4/6	9:22:17	A02	4	314	138	81	100
3	2013/4/6	9:22:35	A02	4	307	135	82	100
4	2013/4/6	9:25:33	A01	4	344	137	113	121
5	2013/4/6	9:25:51	A01	4	340	138	113	121
6								

4. 图形打印

选择 File→"Print Preview"，打印预览，选择"Print this file"可进行打印或保存为 PDF 格式的文件（确定电脑内已安装 PDF 生成软件）。

5. 其他功能

（1） ⨠⨡ 和 ⟪ ⟫ 按钮可以放大/缩小图形； ⪽ | ⪦ 按钮可以显示/隐藏标志线； ⟋ 按钮可以显示/隐藏拟合曲线图；

（2） 按钮 ☰ 可以查看先前输入的动物信息，并可以对这些信息确认和编辑。

（六）测量要点

1. 测量环境要求

（1）测量时需要安静、适温（24～26℃）的环境。如果室温较低，测量等待时间也会延长；

（2）测量的位置要避开空调等设备的风口；不要开窗。

2. 测量要点

（1）传感器的放置位置

原则上放置在尾根部，根部较粗时，尾巴中间偏向根部的位置也可以。

（2）测量时间

测量时间超过 30min，应该将老鼠从鼠袋内取出，放置一段时间后再测量。

（3）小鼠的测量

鼠袋过紧或测量时间过长都会引起小鼠心律不齐或心动过缓，不要给小鼠造成压力，尽量争取短时间内结束测量。

（4）麻醉后的测量

首先要保温，防止体温下降。如果血压过低而无法测量，则关闭 DBP 功能，只测量收缩压 SBP，同时关闭"自动开始"功能、调高感度，这样就可以测量了。

（5）应激反应

动物固定后，由于应激反应会出现排便现象，要及时清理粪便。如果粪便堵住肛门，则会影响尾部血流通畅，同时动物会不断骚动。